中 医 入 门 随 手 查

实用中药
活学活用

王桂茂　主编

U0229016

全国百佳图书出版单位

化学工业出版社

·北京·

图书在版编目（CIP）数据

实用中药活学活用 / 王桂茂主编. —北京：化学工业出版社，2021.10（2024.2 重印）

（中医入门随手查）

ISBN 978-7-122-39638-9

Ⅰ.①实… Ⅱ.①王… Ⅲ.①中药学-基本知识 Ⅳ.①R28

中国版本图书馆 CIP 数据核字（2021）第 149317 号

责任编辑：王新辉　赵玉欣

责任校对：宋　玮　　　　　装帧设计：关　飞

出版发行：化学工业出版社

（北京市东城区青年湖南街 13 号 邮政编码 100011）

印　　装：北京缤索印刷有限公司

880mm×1230mm　1/64　印张 4　字数 150 千字

2024 年 2 月北京第 1 版 第 2 次印刷

购书咨询：010-64518888

售后服务：010-64518899

网　　址：http://www.cip.com.cn

凡购买本书，如有缺损质量问题，本社销售中心负责调换。

定　　价：29.80 元　　　　　　　　版权所有　违者必究

我们的饮食生活处处都离不开中药——当归、枸杞、西洋参、天麻等，还有一些药食同源的中药更是常见，如绿豆、百合、银耳等。

本书为《188味实用中药活学活用》的修订版，将为读者介绍常见的各类中药和它们的具体作用，让我们更科学、更系统地了解传统中药的秘密。

中药的本质：中药能治病，就是利用中药的偏性来纠正人体的偏性，让人体恢复平衡。

中药的优势：一些性质温和的中药适合家庭使用，而且中药治疗可达标本兼治，让我们强壮自身以抵抗疾病。

中药的性味归经：是每一味中药独有的"标签"，寒热温凉、酸辛甘苦咸，这是我们用药的重要依据。

煎药的方法：文武相济，根据药物的特点来煎药，充分发挥功效。

用药的宜忌：药不能乱吃，吃对药效加倍，吃错反而有害。

除了这些，每一味中药都提供了一例经典传统名方，每味中药还有彩图，通过本书让读者识中药、明中药药理、学临床应用。一些常见的药食两用类中药，还提供了简单易学的保健药膳，让你在享受美味的同时收获健康。

特别提醒读者朋友：是药三分毒，请在专业医生的指导下安全用药。

王桂茂

2021 年 5 月于上海市中医院

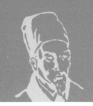

目录

上篇

中药的秘密一点就透 /1

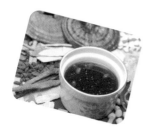

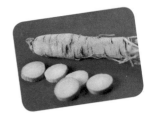

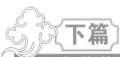

补阴中药 /35

补阳中药 /49

解表类中药 /57

发散风寒药 /58

止血类药 /138

活血祛瘀类中药 /144

化痰止咳平喘类中药 /159

温化寒痰药 /160

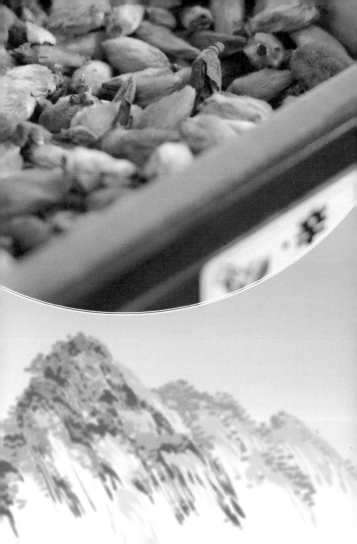

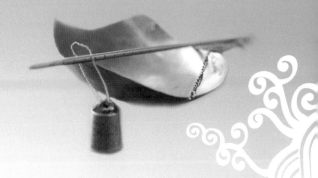

上篇

中药的秘密
一点就透

中药的本质：

纠正偏性，让人体回归健康的天平

🌀 阴阳失衡致病

中医学认为天地万物，皆有其性，其中人尽享天地之气，为万物之灵长。既为灵长，就需要更多地关注自身与他人的健康。而健康的人应当是气血调和、阴阳平衡的。一旦平衡被打破，气血失调，人体就会受到邪气攻击，从而引起阴阳气血盛衰或脏腑经络功能失常，进而产生疾病。

🌀 中药以偏治偏

中药治疗是以调节机体平衡为基础和目的的，因为中药有偏性，有四气五味，有升降浮沉，有毒性归经，有配伍禁忌，所以中药的治疗也是以偏治偏，就是以药物的偏性来纠正疾病所表现出的阴阳偏盛或偏衰，利用繁如天星的中药材不同的性味、功能，针对不同的症状、不同的个体，对症下药，弱则补强，强则减弱，以使机体达到一个完美平衡的状态。

中药的优势：

标本兼治，强壮自身以抵抗疾病

🌀 中药的优势

中药的优势是相对于西药而言的。西药以精确见长，疗效快，周期短，对于多数表证、急症皆有很好的疗效，广泛应用于世界各地。相比于西医，中药的治疗周期较长，药效较缓，但中药注重养气培元，治疗的重点在于通过提高患者自身的免疫力来抵抗疾病，且能根据不同病情对症下药，虽然"养"的过程较为漫长，但是疗效彻底，从而能够真正达到标本兼治，这正是中医的优势所在。

🌀 标本兼治，固本强元

中药治病，讲究的是治病求本。症状、指标不过是疾病的一些现象，是"标"，并非疾病的根本。中药所追求的是根除引发疾病的"因"，从而达到治"本"的目的。中药的标本兼治主要体现在对标本并重或标本兼缓的疾病的治疗上，如在热性病过程中，阴液受伤而致大便燥结不通，此时邪热内结为本，阴液受伤为标，治当泻热攻下与滋阴通便同用，既可消除表证，又可绝除根本，使其不再反复，进而达到标本兼治。

中药的四性：

寒热温凉，中药进补治疗的依据

🔸 中药的药性

万物各有特性，中药亦然。因其性味不同，每一味中药所针对的病症也不尽相同。所以，在用药之前，应先了解各种药材的性味，然后针对自己的体质来选择药材治病养生，这样才能使药材真正发挥功效，达到治病养生的目的。

中药有"四性"之说，所谓"四性"，又称"四气"，就是指寒、凉、温、热四种药性。四性之外还有一类平性药，它是指寒热偏向不明显、药性平和、作用较缓的一类药。

🔸 寒性中药

寒性中药属阴，有清热解暑、泻火通便、消除热证的功效，多用于实热烦渴、温毒发斑、血热吐衄、火毒疮疡、热结便秘、热淋涩痛、黄疸水肿等诸多热性病症。代表中药有黄芩、金银花、知母等。

凉性中药

凉性中药也属阴，具有清热泻火、滋阴除烦的功效，用于痰热喘咳、高热神昏、热极生风、高热烦渴、面红目赤、咽喉肿痛等热证，代表中药是西洋参、薏苡仁等。

温性中药

温性中药属阳，具有温阳利水、温经通络、清风祛寒、温中补虚的功效，多用于中寒腹痛、寒疝作痛等寒证，代表中药有大枣、当归、川芎、龙眼肉等。

热性中药

热性中药属阳，具有补火助阳、引火归原、回阳救逆的功效，多用于阳痿不举、宫冷不孕、阴寒水肿、风寒痹证、血寒经闭、虚阳上越、亡阳虚脱等，代表中药有肉桂、制附子、炮姜等。

平性中药

平性中药属阴，有健脾开胃、强壮补虚的功效，用于脾胃不调、腹胀积滞、干瘦无力等症，代表中药有阿胶、枸杞子、甘草、芡实、银耳等。

中药的五味：

辛酸甘苦咸，五味中药补五脏

🌀中药的五味

所谓五味，是指药物有辛、甘、酸、苦、咸五种不同的味道，因而具有不同的治疗作用。有些中药还具有淡味或涩味，但是，五味是最基本的五种滋味，所以仍然称为五味。五味是对药物作用的高度概括。

🌀辛味药

辛味药具有发散表证、行气行血的作用，多用于表证及气血阻滞之证。如紫苏叶发散风寒、木香行气除胀、川芎活血化瘀等。此外，辛味药还有润养的作用，如款冬花润肺止咳、菟丝子滋养补肾等。

🌀甘味药

甘味药具有补益、和中、调和药性和缓急止痛的作用，多用于正气虚弱、身体诸痛及调和药性、中毒解救等几个方面。如人参大补元气、熟地黄滋补精血、饴糖缓急止痛、甘草调和药性并解药食中毒等。

🟣 酸味药

酸味药具有收敛、固涩的作用,多用于体虚多汗、肺虚久咳、久泻肠滑、遗精滑精、遗尿尿频、崩带不止等。如五味子固表止汗、乌梅敛肺止咳、五倍子涩肠止泻、山茱萸涩精止遗等。

🟣 苦味药

苦味药具有清泄火热、泄气降逆、通泄大便、燥湿、坚阴(泻火存阴)的作用,多用于热证、火证、喘咳、呕恶、便秘、湿证、阴虚火旺等。如黄芩、栀子清热泻火,杏仁、葶苈子降气平喘,半夏、陈皮降逆止呕等。

🟣 咸味药

咸味药具有泻下通便、软坚散结的作用,多用于大便燥结、痰核、瘿瘤、癥瘕痞块等。如芒硝泻热通便,海藻、牡蛎消散瘿瘤等。

煎药的方法：

文武相济，充分发挥药效

🔵 煎药的重要性

一般来说，每一服中药都包含着数味到数十味不等的中药，每一味药中又包含有许多种成分，在煎煮过程中，它们之间会发生一系列的化学反应。准确把握这些变化，就能使一服药充分发挥其治疗作用。

🔵 煎煮器具

煎熬中药最好用砂锅、陶瓷瓦罐（搪瓷器也可用），忌用铁器，以免发生化学反应，影响药物疗效。

🔵 煎药用水

中药在煎前先用常温水或冷水浸泡 30~60 分钟，夏季浸泡时间可短些，冬季可以长些。

通常一剂药煎两次，即头煎、二煎。加水量以淹没全部中药为准。一般头煎加入的水以高出药面 3 厘米为宜，二煎加水至淹没药面为好。

煎药的水最好是烧开后又晾凉的，因为自来水可能残留氯，水中的钙、镁离子较多，容易和药材中的化合物发生反应，影响药效。

🍶 煎煮的时间

煎药时间的长短一般与药物性质、加水量的多少、火力的强弱、药物吸水能力以及治疗作用等因素有关。一般情况下，以药效来确定煎药时间。解表药（治疗感冒的药），头煎为 10~20 分钟，二煎为 10~15 分钟；一般药，头煎为 20~25 分钟，二煎为 15~20 分钟；滋补调理药，头煎为 30~35 分钟，二煎为 20~25 分钟。一般是未沸前用大火，沸后用小火，以增加浸出效果与减少水分蒸发量。

🍶 盖锅煎药

为了把中药煎透，让药物充分发挥效力，一般来说应该盖着盖煎，特别是煎含有挥发性成分的中草药如薄荷、紫苏叶、藿香、佩兰等时。如果弄不清药物是否含有挥发性成分，那么盖上盖煎煮也无妨。有一些中草药，如夏枯草、金钱草、丝瓜络等，质地轻，所占体积较大，煎煮时水容易溢出，就应该开着盖煎煮，并不时搅拌。

进补的用量：

安全、有效，把病吃回去

🔵 中药进补的剂量

中药用量是否得当，会直接影响药效。中药绝大多数来源于生药，药性平和，安全剂量幅度大。但对于一些药性猛烈和有剧毒的药品，必须严格控制用量。一般而言，确定中药的剂量，应根据以下几方面来考虑。

🔵 药性与进补剂量

毒性大、作用较烈的药物，用量宜小，如马钱子、洋金花等；质坚体重的药物，如矿物、介壳类用量宜大；质松量轻的药物如花、叶、枝、皮等用量皆宜小。

🔵 身体差异、病情与进补剂量

一般而言，小儿及体质虚弱者均要减少用量。5岁以上用成人量的1/2，5岁以下用成人量的1/4；病情轻、病势缓、病程长者用量小；病情重、病势急、病程短者用量宜大。

🔵 季节、地域与进补剂量

中药会因时节不同、地域不同而用药有异，如春季宜温补，夏季宜清补，长夏宜淡补，秋季宜平补，冬季宜滋补。

用药的宜忌：

好药和好习惯相辅相成

🔘 服药期间须忌口

为避免服药时的干扰因素，以提高药效，在服用中药期间应对某些食物忌口，如人参忌萝卜、鳖甲忌苋菜、甘草忌鲢鱼、常山忌葱、茯苓忌醋等。慢性病患者服药须忌生冷，热性病患者治疗期间忌辛辣、油腻之物，痈疡疮毒、皮肤病患者忌鱼虾、鹅肉及辛辣刺激之品。

另外，服中药时不要喝茶，因为茶叶里含有鞣质，会影响人体对中药有效成分的吸收，降低疗效。

🔘 药汤过夜忌服

中药含多种微量元素，煎煮时这些成分大部分溶解在汤药里。一般服法是趁温热时先服一半，4~6 小时后再服一半。如果过夜服用或存放过久，不但药效降低，而且会因空气、温度、时间和细菌污染等因素而对人体有害。

🔘 孕妇慎服中药

孕妇忌用大寒、大热、峻泻滑利、破血祛瘀及毒性较大的药物，以免动胎、堕胎，最好不要服用中药，如必须治疗，应在医师指导下服用。

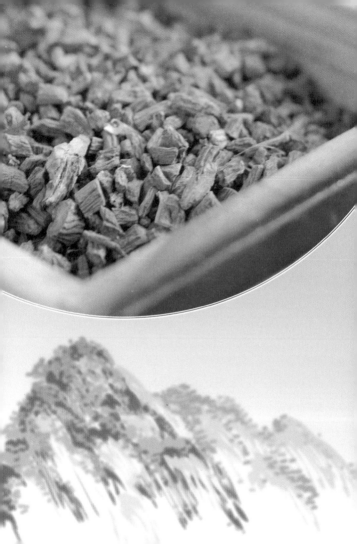

实用中药养生速查

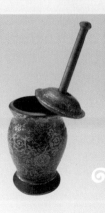

补虚类中药

中医认为，人体五脏各司其职且互为生克，保持着阴阳气血平衡，当这种平衡被打破，机体某方面功能下降，就会产生连锁反应，反映到身体上就产生了气虚、血虚、阴虚、阳虚证。补益药也可根据其功效和主要适应证的不同而分为补气药、补阳药、补血药、补阴药四类。

分类	功效	代表中药
补气药	具有补肺气、益脾气的功效，适用于肺气虚及脾气虚等	人参、党参、黄芪、白术、山药
补阳药	常用于阳虚证，症见畏寒喜暖，手足不温、口淡不渴，喜热饮食，腰膝冷痛，小便清长，便溏，舌质胖嫩、色淡，苔白滑，脉弱	鹿茸、杜仲、巴戟天、菟丝子、肉苁蓉、冬虫夏草
补血药	滋补生血，包括补心血、补肝血、健脾生血、养血调经等	当归、熟地黄、白芍、何首乌、阿胶、龙眼肉
补阴药	具有滋肾阴、补肺阴、养胃阴、益肝阴等功效，适用于肾阴不足、肺阴虚弱、胃阴耗损、肝阴亏乏等	沙参、麦冬、石斛、枸杞子、百合

补气中药具有固本升阳、补中益气等功效，主要用于气血虚甚、虚热烦渴、久病所致的元气虚脱等。补气代表药材有人参、黄芪、甘草、山药等。

人参

—— 大补元气，补脾益肺

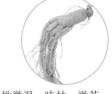

性味：性微温，味甘、微苦。

归经：入脾、肺、心、肾经。

用量：3~9克，另煎兑服；也可研粉吞服，一次2克，一日2次。

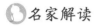 名家解读

人参能补元阳，生阴血，而泻阴火。

—— 《本草纲目》

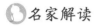 功能主治

●大补元气，适用于大汗、大泻、失血或大病、久病所致元气虚脱、气短神疲、脉微欲绝的危重证候。

●活体强心，改善短气喘促、懒言声微等肺气虚衰症状，改善心、肺等脏腑功能。

经典名方

四君子汤

—— 《太平惠民和剂局方》

用法：人参、白术、茯苓、炙甘草各等分，同碾为细末，每次取10克，加水煎服。

功效：益气补中，温和脾胃。

黄芪

——补气升阳，益卫固表

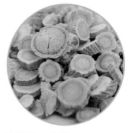

性味：性微温，味甘。

归经：入脾、肺经。

用量：9~30克。

名家解读

黄芪，补肺健脾，卫实敛汗，驱风运毒之药也。

——《本草汇言》

功能主治

● 补气升阳，适用于气血两虚型高血压。

● 利尿排毒，有利于增强机体免疫力，延缓衰老。

● 敛疮生肌，可治溃疡久不愈合之化脓性感染。

经典名方

玉屏风散

——《丹溪心法》

用法：黄芪30克（蜜炙），白术30克，防风15克，水煎服。

功效：补脾实卫，益气固表止汗。

服用禁忌

感冒发热、胸腹满闷者,痈疽初起或溃后热毒尚盛者,阴虚体质、痰湿体质和气郁体质者都不宜用黄芪。

黄芪陈皮粥 / 健脾养胃，补益元气

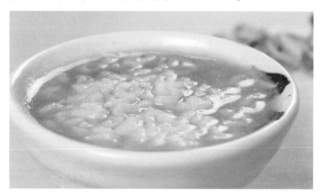

原料 陈皮3克，黄芪15克，粳米50克，红糖少许。

做法 陈皮碾成粉待用。黄芪加水适量，煎取浓汁，去渣后加粳米、少许红糖煮成粥，再加入陈皮粉略煮。早晚2次分服，一日服完，可常食。

如何选用黄芪

比较好的黄芪片，呈淡淡的黄白色，有一股淡淡的清香，质地较软，柔韧性好。黄芪绵软的感觉越好，气越柔和，因此质量好的黄芪也被称作"绵黄芪"。

17

党参

——补中益气，生津养血

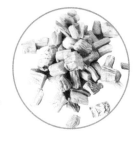

🈁 名家解读

党参力能补脾养胃，润肺生津，健运中气。

——《本草正》

性味：性平，味甘。
归经：入脾、肺经。
用量：9~30克。

🈁 功能主治

● 补中益气，适用于脾肺虚弱、气短心悸等症状。

● 安神养心、益智强脑，适用于失眠、惊厥类型的精神虚弱。

⚠ 服用禁忌

服用党参时忌吃萝卜，忌饮茶，不宜与藜芦同食。

气滞、火盛者禁用党参。

经典名方

党参膏

——《得配本草》

用法：党参50克（软甜者，切片），沙参25克（切片），龙眼肉20克，煎成膏，空腹用水冲服。

功效：益肺补元，开声助力。

参枣米饭 / 补脾益气

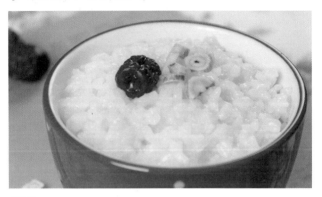

原料 党参10克，大枣10枚，糯米150克，白糖适量。

做法 先将党参、大枣洗净，煎水取汁，另将糯米隔水蒸熟后反扣于碗中，上浇党参、大枣及其汁液，放入适量白糖。每日可食2次。

党参大枣茶

党参是日常生活中很好的补气养生药材，可经常用党参10克，切粒，与大枣5枚一起泡茶饮用，具有很好的健脾补血、补益肺气的功效。

19

西洋参

——补气养阴，清火生津

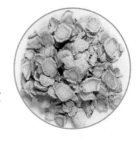

🌀 名家解读

补肺降火，生津液，除烦倦，虚而有火者相宜。

——《本草从新》

性味：性凉，味甘、微苦。

归经：归心、肺、肾经。

用量：3~6克。另煎兑服。

🌀 功能主治

●滋阴补肺，用于阴虚火旺证。

●消渴生津，用于虚热烦倦、内热消渴、口燥咽干。

❕ 服用禁忌

中阳衰微，胃有寒湿者忌服。

经典名方

桑螵蛸散

——《本草衍义》

用法：桑螵蛸、龙骨（煅）各45克，西洋参、远志、石菖蒲、当归、白茯苓、炙龟甲各30克，研为细末，装入瓶中备用。每日2次，每次取6克，温开水送服。

功效：调补心肾，固精止遗。

西洋参大枣粥 / 补气养血

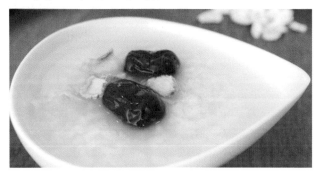

原料 粳米 100 克，大枣 (干)5 枚，西洋参 10 克。

做法 ❶将西洋参洗净，置清水中浸泡一夜，先煎取汁。

❷大枣洗净。

❸将大枣、粳米一起倒入砂锅内，再加适量清水，大火煮沸后，改小火熬 60 分钟至粥成，加西洋参汁即可。

服用西洋参期间的饮食禁忌

服用西洋参期间不要饮茶，因茶叶中含有大量的鞣质，会破坏西洋参中的有效成分；也不要吃萝卜，因萝卜消气，会降低西洋参的药效。

甘草

——补中益气，清热解毒

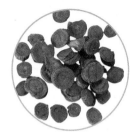

🌿 名家解读

主五脏六腑寒热邪气，坚筋骨，长肌肉，倍力，金疮肿，解毒。

——《神农本草经》

🌿 功能主治

●补益五脏，用于倦怠少食、面黄肌瘦等症。

●缓解疼痛，对于急慢性疼痛都有一定的止痛效果。

●清热解毒，用于食物中毒、痈肿疮毒。

⚠ 服用禁忌

不宜与甘遂、大戟、芫花、海藻同用。中满腹胀者忌用甘草。

性味： 性平，味甘。

归经： 入心、肺、脾、胃经。

用量： 2~10克。

经典名方

桑菊饮

——《温病条辨》

用法：桑叶9克，菊花3克，杏仁6克，连翘6克，薄荷3克，桔梗6克，甘草3克，白茅根3克，以水2杯，煮取1杯，每日2次。

功效：疏风清热，宣肺止咳。用于治风热咳嗽轻症。

山药

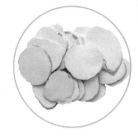

——养阴益气，滋脾润肺

名家解读

是以能润皮毛，长肌肉，味甘兼咸，又能益肾强阴。

——《本草求真》

性味：性平，味甘。

归经：入肺、脾、肾经。

用量：15~30克（干）。

功能主治

●补脾养胃，用于气虚体质或久病气虚者。

●滋肾益精，用于肾亏遗精、妇女带多、尿频等症。

●益肺止咳，用于肺虚久咳，也是糖尿病患者的食疗佳品，但要适量。

服用禁忌

大便燥结者不宜食用山药。

经典名方

薯蓣散

——《备急千金要方》

用法：薯蓣（山药）18克，秦艽、天雄（制附子）、独活、桂心、山茱萸各15克，细辛9克，共研为细末，每次取9克，用酒送服，每日3次。

功效：滋补脾肺，舒缓神经。

山药炖鸡 / 补气健脾

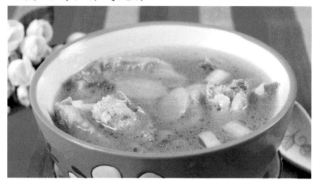

原料 鲜山药 500 克，鸡半只，葱段、姜片、香油、盐、胡椒粉各适量。

做法 ❶将山药去皮切块；鸡洗净剁成块，焯去血水。

❷用高压锅将鸡块煮至五成熟，减压后倒入山药块及葱段、姜片，加盐、胡椒粉调味，再用小火煮熟，淋入少许香油即可。

削山药皮时尽量戴上手套，避免过敏引发皮肤瘙痒。

24

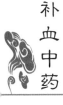

補血中药

血虚会引起头晕目眩、心悸失眠、精神不振等症状，容易使人疲劳、注意力不集中，影响人们的工作和正常生活。

阿胶

——补血滋阴，补虚润肺

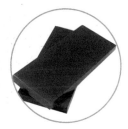

🔹名家解读

和血滋阴，除风润燥，化痰清肺，利小便，调大肠。

——《本草纲目》

🔹功能主治

● 滋阴养血、补血止血，用于贫血、出血等症状，还能改善体内钙质平衡。

● 延年益寿，益气补血。

性味： 性平，味甘。

归经： 入肺、肝、肾经。

用量： 3~9克。烊化兑服。

⚠ 服用禁忌

脾胃虚弱、感冒咳嗽以及腹泻者慎用阿胶。

不宜过量服用，否则会导致燥热、消化不良。

容易上火的人最好使用陈阿胶。

25

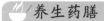 **养生药膳**

阿胶参枣汤 / 补益气血

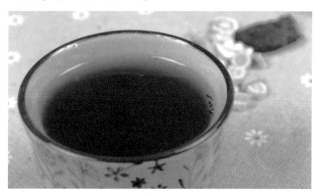

原料 阿胶5克，红参5克，大枣10枚。

做法 将阿胶、红参、大枣同放在大瓷碗中，注入300毫升水，盖好盖，隔水蒸1小时即可，分2次食参喝汤。

 如何选购阿胶

选购阿胶，一看色泽，好的阿胶表面平整光亮，色泽均匀；二闻气味，闻之有轻微豆油和阿胶香味，味甘、咸，气清香；三观溶化，好阿胶沸水冲泡即化，无颗粒状异物。

当归

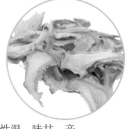

——血虚能补，血枯能润

名家解读

诸病夜甚者,血病也,宜用之;诸病虚冷者,阳无所附也,宜用之。

——《本草汇言》

功能主治

●血虚能补,血枯能润。当归能有效促进机体造血功能,提升白细胞、红细胞和血红蛋白含量,适用于各种贫血症状。

●调经止痛,用于子宫痉挛、痛经闭经等症状。

●抗氧化。当归可抑制机体内的氧化反应与自由基反应,减少自由基对身体的伤害。

性味:性温,味甘、辛。
归经:入心、肝、脾经。
治疗剂量:6~12克。

! 服用禁忌

月经过多、有出血倾向,阴虚内热、大便溏泄者及孕妇慎服。

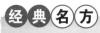

经典名方

四物汤
——《太平惠民和剂局方》

用法:当归(去芦,酒浸而炒)、川芎、白芍、熟地黄(酒蒸)各等分,切碎。每次取15克,加水煎煮,去渣,空腹服用。

功效:益气养血,调经止痛。

养生药膳

当归生姜大枣汤 / 补气血，养颜

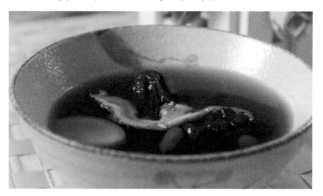

原料 当归 6 克，枸杞子 10 克，生姜 2 片，大枣 5 枚，红糖适量。

做法 ❶将当归、枸杞子、大枣洗净，大枣去核，与姜片同放锅内，加适量清水熬煮。

❷待大枣充分膨胀后，加入适量红糖，略煮即可。

如何选用当归

当归不同的部位作用不尽相同，祛瘀活血用当归尾，补血用当归身。不同的制法药效也不一样，酒制当归可加强活血作用。

龙眼肉

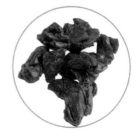

—补心脾，益气血

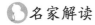 **名家解读**

久服，强魄聪明，轻身不老。

——《神农本草经》

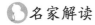 **功能主治**

●补益气血，对于精神紧张、病后虚弱、脑力衰退有很好的效果。

●补益心脾，用于心悸怔忡、失眠健忘、神疲力乏等症状。

⚠ **服用禁忌**

阴虚内热、湿阻中满者慎用龙眼肉。

性味：性温，味甘。
归经：入心、脾经。
用量：9~15克。

 经典名方

玉灵膏
　　——《随息居饮食谱》

用法：龙眼肉30克，西洋参3克，同放入保温杯中，沸水盖闷15~20分钟即可饮用。

功效：补血，益气，安神。

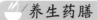

龙眼银耳羹 / 滋阴养血，益气安神

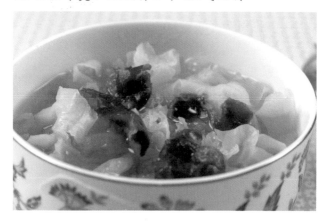

原料 银耳 10 克，龙眼肉 10 克，大枣 5 枚，冰糖少许。

做法 用温水将银耳发开切碎，龙眼肉及大枣洗净切碎，加冰糖少许，放碗中蒸 1 小时即可食用。

 如何挑选龙眼

　　挑选龙眼应该要一看、二摇、三尝。看：好的龙眼颗粒较大、壳色黄褐、壳面光洁、薄而脆；摇：好的龙眼肉与壳之间空隙小，摇动时不响；尝：好的龙眼肉质脆柔糯，味浓甜。

制何首乌

——固精养血，益肝补肾

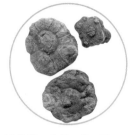

🌀 名家解读

养血益肝，固精益肾，健筋骨，乌发，为滋补良药。不寒不燥，功在地黄、麦门冬诸药之上。

——《本草纲目》

🌀 功能主治

●养血安神，用于贫血所致的头晕目眩。

●养颜润肤，祛除皱纹。

●补肝益肾，用于发枯、腰膝酸软、风湿痹痛等症。

❗ 服用禁忌

大便溏泄、湿痰者不宜服用。服用何首乌可能导致过敏。

性味：性微温，味苦、甘、涩。

归经：入肝、肾、心经。

用量：6~12克。

经典名方

何首乌散
　　——《太平圣惠方》

用法：制何首乌、防风（去芦头）、白蒺藜（微炒，去刺）、枳壳（麸炒微黄，去瓤）、天麻、胡麻（黑芝麻）、僵蚕（微炒）、蔓蔚子、蔓荆子各15克，捣为细末，每次服取3克，酒冲服。

功效：养血祛风，消疮止痒。

首乌蒸猪肝 / 补肝益肾，益精血，乌发

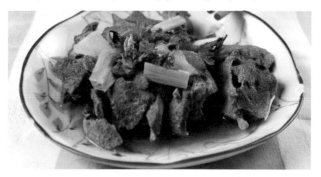

原料 制何首乌 20 克，猪肝 250 克，枸杞子 10 克，姜片、葱段、盐、白糖、香油、生抽、米酒各适量。

做法 ❶将制何首乌用温开水浸泡 5 小时后切片，猪肝切片，枸杞子洗净。

❷将猪肝片加姜片、葱段、盐、白糖、生抽、米酒拌匀略腌，与制何首乌、枸杞子一起入蒸锅蒸约 6 分钟，出锅淋入少许香油即可。

何首乌可止外伤出血

何首乌有一定的止血功效，外伤出血时，可将何首乌磨成粉，敷于伤处，能很快止血。

熟地黄

——补血滋阴，养肝益肾

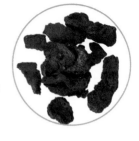

🙂 名家解读

填骨髓，长肌肉，生精血，补五脏内伤不足，通血脉，利耳目，黑须发。

——《本草纲目》

性味：性微温，味甘。

归经：入肝、肾经。

用量：9~15克。

🙂 功能主治

●补血滋阴，治疗内热消渴、血虚萎黄、心悸怔忡、月经不调、崩漏下血。

●益精填髓，治疗肝肾阴虚、腰膝酸软、骨蒸潮热、盗汗遗精、眩晕、耳鸣、须发早白。

⚠️ 服用禁忌

脾虚泄泻、胃寒食少、胸膈有痰者及孕妇忌用。

经典名方

万病丸

——《鸡峰普济方》

用法：熟地黄（切，焙）、当归（去尾，切，焙）各等分，研为细末，加炼蜜制成黄豆大小的丸。每次取二三十粒，饭前服用。

功效：治诸虚，止疼痛，补气血，振食欲。

熟地当归羊肉汤 / 养阴补血

原料 羊肉(瘦)700克,熟地黄30克,当归15克,黄芪30克,大枣(干)10克,生姜10克,盐适量。

做法 ❶将羊肉洗净,切成小块,用水焯一下,除去血沫,洗净备用。

❷将羊肉块放入盛有适量清水的锅内,放入生姜、熟地黄、当归、黄芪,用小火煲3小时。

❸放入大枣,再用小火煮15分钟,加盐调味即可。

熟地枸杞茶 / 补肾养血

原料 枸杞子、熟地黄各10克。

做法 将枸杞子、熟地黄放入茶杯中,用沸水冲泡,闷盖5分钟后饮用。每日1次。对更年期综合征以及病后体虚、精血不足、神疲乏力、腰膝酸软等症有一定的调理作用。

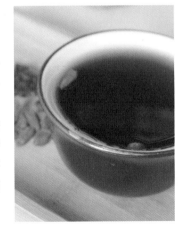

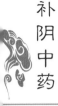

补阴中药

补阴中药就是补益阴虚之药，主要用于自汗盗汗、口咽干燥、咳嗽无痰、形体消瘦等。若能及时补阴，不仅可以预防阴虚症状的出现，还可以对已出现的症状进行调节，从而起到治疗的效果。

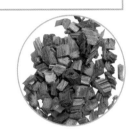

石斛

——养胃生津，滋阴清热

🎐 名家解读

补五脏虚劳羸瘦，强阴益精。久服，厚肠胃……定志除惊。

——《本草纲目》

🎐 功能主治

● 养阴生津，用于阴虚津亏诸症。

● 补益脾胃，可促进胃液分泌，增强胃排空能力，助消化。石斛还可扩张血管，促进血液循环。

性味：性微寒，味甘。

归经：入胃、肾经。

用量：6~12 克（干）；鲜品 15~30 克。

❗ 服用禁忌

虚而无火、中气不足者，喘促胀满者均当忌用石斛。

脾胃虚寒者（胃酸分泌过少者）禁服石斛。

石斛瘦肉汤 / 养胃阴，除烦止渴

原料 猪瘦肉 100 克，石斛、芦根各 30 克，盐适量。

做法 ❶ 将石斛、芦根去泥沙；猪瘦肉洗净，切块。

❷ 把全部原料（盐除外）同放砂锅内，加适量水，大火煮沸后，小火煮 2 小时，加盐调味即可。糖尿病属胃阴虚，虚火上炎，症见烦渴多饮、口干舌燥、形体消瘦、大便干结者最宜食用。

石斛玉竹茶 / 清热养阴，生津止渴

原料 绿茶 3 克，石斛、玉竹各 5 克，冰糖适量。

做法 将石斛和玉竹用 300 毫升水煮沸 20 分钟，取汤汁冲泡绿茶，加盖闷 5 分钟，放入冰糖调匀即可。每日 1 剂，用作茶饮。适于糖尿病患者的口干渴多饮症。

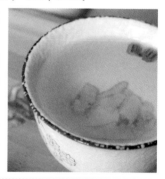

🍄 鲜石斛滋阴效果更好

鲜石斛滋阴效果比干品更好，可以直接清炒食用。家庭即可种植，随用随取。

麦冬

——润肺养阴，益胃生津

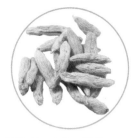

🐾名家解读

麦冬以地黄为使，服之令人头不白，补髓，通肾气，定喘促，令人肌体滑泽，除身上一切恶气不洁之疾。

——《本草纲目》

🐾功能主治

● 清心除烦，用于口干燥渴、心神不宁等症。

● 益胃生津，用于消渴、热病津伤、咽干口燥、便秘。

性味：性微寒，味甘、微苦。

归经：归肺、胃、心经。

用量：6~12克。

经典 名方

生脉散

——《内外伤辨惑论》

用法：人参10克，麦冬（去心）15克，五味子6克（碎），水煎服。

功效：消渴回汗，益补精气。

⚠ 服用禁忌

脾胃虚寒泄泻、胃有痰湿及外感风寒咳嗽者忌服。

孕妇、大便溏泄者不宜多服麦冬。

养生药膳

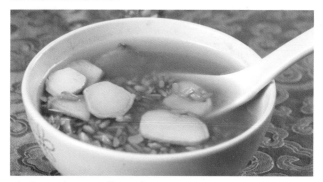

麦冬小麦粥 / 养心肺，止烦渴

原料 麦冬 30 克，山药（干）30 克，小麦 60 克，粳米 30 克。

做法 将山药、小麦、麦冬、粳米洗净，放入砂锅内，加清水适量，大火煮沸后，改小火煮至小麦熟烂即可。此粥特别适合糖尿病属肺阴虚，症见心烦口渴、多饮多食、小便频数量多者食用。

麦冬使用小常识

使用麦冬时，清养肺胃之阴多去心用，滋阴清心多连心用。

银耳

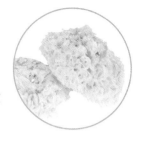

——滋阴润肺，养胃生津

名家解读

白耳有麦冬之润而无其寒，有玉竹之甘而无其腻，诚润肺滋阴之要品。

——《本草诗解药注》

性味：性平，味甘、淡、无毒。

归经：入肺、胃、肾经。

用量：10~20克。

功能主治

●补脾开胃、益气清肠，用于脾胃诸虚、气少肠浊诸症。

●补肺益气、养阴润燥，用于病后体虚、肺虚久咳、痰中带血、崩漏、大便秘结等病。

经典名方

银耳雪梨膏
——《鸡峰普济方》

用法：梨去核切片，加水适量，与水发银耳同煮至汤稠，再加入冰糖溶化即成。每日2次，吃梨和银耳饮汤。

功效：养阴清热，润肺止咳。适用于小儿阴虚肺燥、干咳痰稠及肺虚久咳之症。

养生药膳

银耳甜蛋汤 / 滋阴养血

原料 鸽蛋 200 克，银耳 (干)10 克，冰糖 15 克。

做法 ❶将银耳泡发洗净。

❷将汤锅置火上，放入清水烧沸，将鸽蛋逐个打入沸水锅中余熟成荷包蛋。

❸另取一汤锅置火上，倒入清水 500 克，放入冰糖煮化，下银耳煮 20 分钟，放入鸽蛋即可。

冰糖炖银耳 / 滋阴润燥，养心安神

原料 银耳 (干)10 克，冰糖 30 克。

做法 ❶将银耳用温水浸泡，去除硬蒂，洗净。

❷锅里加水和冰糖，煮至冰糖溶解后倒入容器里，将泡过的银耳放入浸泡。

❸把容器放入蒸锅里蒸 1 小时即成。

银耳选购使用小窍门

　　购买银耳时不要买"雪白""漂亮"的，银耳的本色应为淡黄色，根部的颜色略深。如果有刺鼻味，说明二氧化硫的残留量较多。食用前先将银耳浸泡 3 小时，期间每隔 1 小时换 1 次水。

百合

—— 润肺止咳，清心安神

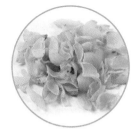

名家解读

润肺止咳、宁心安神、补中益气。

——《本草纲目》

功能主治

● 润肺止咳，用于肺燥或阴虚之咳嗽、咯血之症。

● 清心安神，用于热性病后余热不清、虚烦不眠、神志恍惚等症。

性味：性寒，味甘。

归经：入心、肺经。

用量：6~12克（干）。

服用禁忌

风寒咳嗽、虚寒出血、脾胃虚者均忌食百合。

经典名方

百花膏　——《严氏济生方》

用法：款冬花、百合（焙，蒸）各等分，研为细末，加炼蜜制为龙眼大的丸子，每次1丸，饭后细嚼，姜汤送下，哈化为佳。

功效：治咳嗽不已，或痰中有血。

银耳百合莲子羹 / 养心安神，滋阴润肺

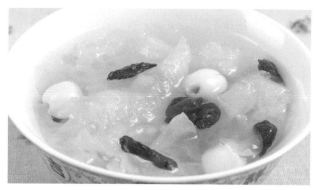

原料 干莲子15克，干银耳3克，鲜百合20克，枸杞子1克，冰糖20克。

做法 ❶干莲子、干银耳泡水2小时，银耳拣去老蒂及杂质后撕成小朵，鲜百合剥开洗净去老蒂。

❷将所有材料放入炖盅内，加适量水入锅蒸半小时即可。

如何选用百合

中药百合有生百合和蜜炙百合之分。取其清心作用，一般选用生百合；用来润肺止咳，则用蜜炙百合。

枸杞子

——滋补肝肾，明目润肺

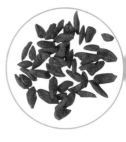

名家解读

补精气诸不足，易颜
色，变白，明目安神，令
人长寿。

——《药性论》

功能主治

●滋补肝肾，用于虚劳精
亏、腰膝酸痛、眩晕耳鸣、
内热消渴、血虚萎黄等症。

●益精明目，用于虚劳咳
嗽、消渴、遗精以及肝血
不足、肾阴亏虚所引起的
视物昏花和夜盲症。

性味： 性平，味甘。

归经： 入肝、肾经。

用量： 8~15克。

经典名方

枸杞丸

——《古今录验方》

用法：枸杞子150克，
干地黄（切）50克，天冬
50克，研为细末，晒干，
加炼蜜和为龙眼大小的丸，
每日2次，每次服用2粒。

功效：治劳伤虚损。

服用禁忌

感冒发热、身体有炎症、腹泻、气滞痰多者勿食枸
杞子。

枸杞子粥 / 益气健脾，养血安神

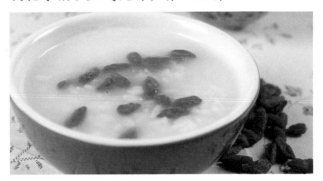

原料 枸杞子 10 克，粳米 50 克，红糖适量。

做法 将枸杞子、粳米同放锅内煮，加适量红糖加味。作为早餐或点心吃，每日 1 次，可连续吃 15~30 天。

功效 适用于贫血、血小板减少、肝炎、心悸失眠、疲乏无力、慢性支气管炎等症。健康人常食，能使肤色红润、体质强健、神清气爽、目明。

如何选择枸杞子

一看色泽，要选略带紫色的，形状一般不用太挑剔；二闻气味，好的枸杞子没有异味；三尝，口感甜润、无苦涩味的为佳品。

44

玉竹

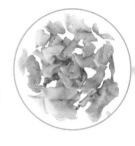

——养阴润燥，生津止渴

🐟 名家解读

主风温自汗灼热及劳疟寒热，脾胃虚乏，男子小便频数，失精，一切虚损。

——《本草纲目》

性味： 性微寒，味甘。

归经： 入胃、肺经。

用量： 6~12克。

🐟 功能主治

●玉竹养阴润燥的功效与天冬、麦冬相近似，但天冬能滋肾，麦冬可清心，玉竹则专治肺胃燥热，三者各有所长。

❗ 服用禁忌

痰湿气滞者禁服，脾虚便溏者慎服。

经典名方

益胃汤

——《温病条辨》

用法：细生地黄25克，麦冬25克，沙参15克，玉竹9克（炒香），冰糖5克。加水5杯，煮取2杯，分2次服。

功效：治阳明温病，胃阴损伤证。可见食欲不振、口干咽燥、舌红、脉细数。

玉竹银耳瘦肉煲 / 养阴润燥

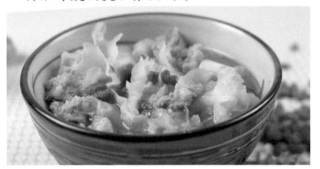

原料 猪瘦肉500克，玉竹20克，银耳10克，枸杞子5克，葱段、姜块、胡椒粉、料酒、盐各适量。

做法 ❶将猪瘦肉洗净，切小块，入沸水锅焯水捞出；玉竹浸泡后洗净；银耳浸泡至膨胀，去蒂，撕开。

❷将猪瘦肉、玉竹、枸杞子、银耳、葱段、姜块放入煲中，加水，小火煮45分钟至肉将熟时放入盐、料酒调味，继续煮15分钟，撒上胡椒粉即可。

玉竹使用前要先浸泡

玉竹在加工过程中可能会使用硫黄，所以使用前应先浸泡3小时，期间换2次水。

北沙参

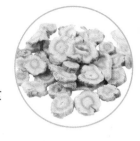

——滋阴益气，润肺生津

名家解读

沙参甘淡而寒，其体轻虚，专补肺气，因而益脾与肾，故金能受火克者宜之。

——《本草纲目》

性味： 性凉，味甘。
归经： 入肺、胃经。
用量： 5~12克。

功能主治

●养阴清肺，用于肺热燥咳、阴虚劳嗽以及由血枯阴亏、肺阴虚所引起的诸般疾病。

●化痰益气，用于干咳痰黏、气阴不足、烦热口干等症候。

服用禁忌

在服用中药藜芦时，忌服食北沙参。

经典名方

沙参麦冬汤
　　——《温病条辨》

用法：北沙参、麦冬各15克，玉竹10克，冬桑叶、生白扁豆、天花粉各7.5克，生甘草5克。用水5杯，煮取2杯，每日2次。

功效：治燥伤肺卫阴分，或热或咳者。

47

沙参老鸭汤 | 益气养阴，清火解热

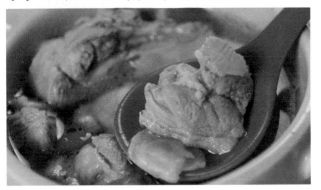

原料 老鸭1只，北沙参50克，料酒、盐、油各适量。

做法 ❶老鸭剁块，焯水，入油锅爆炒，加少许料酒，炒出香味。

❷将北沙参浸泡30分钟，以纱布包起，同老鸭一同入砂锅中小火微煲，直至酥软，加盐调味即可。

南沙参和北沙参

沙参分南、北两种：南沙参偏于清肺祛痰止咳；北沙参偏于养阴生津止渴。

补阳中药是针对阳虚而言的，有补一身阳气之效。用于畏寒肢冷、面色苍白、大便溏薄、小便清长等症。典型的补阳中药有鹿茸、杜仲、锁阳等。

鹿茸

——补肾益血，强筋健骨

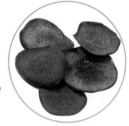

名家解读

主漏下恶血，寒热惊痛，益气强志，生齿不老。

——《神农本草经》

功能主治

●壮阳补血，用于虚劳羸瘦、精神倦乏、眩晕、耳聋、目暗、阳痿等症。

●益精强骨，用于腰膝酸痛、滑精、子宫虚冷、崩漏、带下等病症。

性味：性温，味甘、咸。

归经：入肝、肾经。

用量：1~2克。研末冲服。

！服用禁忌

鹿茸不宜骤用大量，以免伤阴动血。

感冒、头晕、咳嗽者，阴虚阳盛者，高血压病、脑血管硬化、肝肾亏损者，热性体质的男性，均忌用鹿茸。

养生药膳

参茸鸡汤 / 大补元气，温壮肾阳

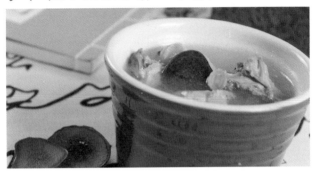

原料 鸡胸肉或鸡腿肉 120 克，红参 2 克，鹿茸 3 片。

做法 ①将鸡胸肉或鸡腿肉洗净，去皮切粒。

②将全部材料放入炖盅内，加开水适量，加盖，隔水慢火炖 2 小时即可。

功效 此汤参茸同用，补气壮阳，为大补之品，非虚者勿用。

何为鹿茸

鹿茸指的是雄鹿的角，但并不是任何雄鹿的角都可以入药，主要采用的是马鹿或梅花鹿的角。而且鹿茸必须是雄鹿刚刚长出的具有蜡质的幼角，如果完全长成，则已经骨化，药用价值大为降低。

杜仲

——生精补血，强骨安胎

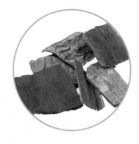

名家解读

充筋力，强阳道。
——《本草再新》

性味：性温，味甘。
归经：入肝、肾经。
用量：6~10克。

功能主治

●稳脉安胎，用于孕妇腰酸软无力、小腹坠痛、胎动不安、见红下血属肝肾亏虚、下元虚冷等。

●强腰补肾，用于肾虚腰痛、筋骨无力、助阳补肾，还可改善头晕、失眠等症状。

服用禁忌

阴虚火旺者、低血压患者、对杜仲过敏者禁用。

经典名方

杜仲散
——《太平圣惠方》

用法：丹参、杜仲（去粗皮，炙微黄，锉）各100克，川芎75克，肉桂50克，细辛1.5克，同研为细末，每次取20克，煎服，饭前服。

功效：强健筋骨，治腰痛不可忍。

菜心杜仲海参 / 补肝肾，降血压

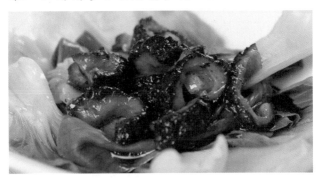

原料 水发海参200克，油菜心100克，杜仲粉5克，鸡汤、葱花、姜片、蚝油、盐、油各适量。

做法 海参切条备用；油菜心入沸水焯熟，摆盘备用。锅中放油，油热煸香葱、姜，放海参条、杜仲粉，加鸡汤、盐、蚝油调味，烧10分钟，收汁，盛在油菜心围边的盘中即可。适用于阴精亏虚型高血压病患者。

> ### 血压过低者慎用杜仲
>
> 杜仲泡茶虽然有很好的养生功效，但要注意，如果血压过低，则不可饮用，因为杜仲有持久的降压作用。高血压病患者饮用杜仲茶时要常关注血压变化。

肉苁蓉

——补肾滋阳，润肠通便

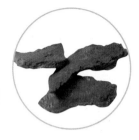

名家解读

肉苁蓉，养命门，滋肾气，补精血之药也。

——《本草汇言》

性味：性温，味甘、咸。
归经：入肾、大肠经。
用量：6~10克。

功能主治

●补肾益阳，用于肾虚精亏、阳痿尿频等病症。

●润肠通便，用于消渴易饥、津枯便秘，并有促进代谢、抗衰延寿之效。

服用禁忌

忌用铜、铁器烹煮肉苁蓉。

阴虚火旺及脾虚大便泄泻的老年人忌用肉苁蓉。

经典名方

苁蓉润肠丸
——《金匮翼》

用法：肉苁蓉（酒浸、焙）50克，沉香（另研）25克。为末，用麻子仁汁打糊为丸，梧桐子大，每服70丸，空腹服用。

功效：润肠通便，用于阳虚型便秘。

苁蓉羊肉粥 / 补肾健脾，润肠通便

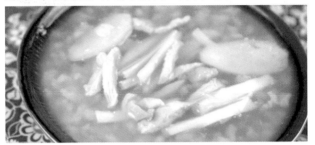

原料 肉苁蓉10克，羊肉60克，粳米60克，葱白丝10克，生姜3片，盐少许。

做法 ❶将肉苁蓉放入砂锅，加水煎煮，去渣取汁；羊肉洗净后切丝。

❷粳米洗净，加入药汁、羊肉丝同煮，待煮沸后加入盐、葱白丝、生姜片，煮成稀粥食用。

小贴士 本品属温热性药粥，适于冬季服食，以5~7天为1个疗程。大便溏薄、性功能亢进者不宜食用。夏季也不宜食用。

 肉苁蓉酒

肉苁蓉泡酒，补阳功效较为明显。将肉苁蓉200克放入3000毫升白酒内，浸泡7~15日，每天摇数下。每日饮用10~30毫升。

菟丝子

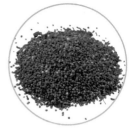

——补肾益精，固精缩尿

🔅 名家解读

主茎中寒，精自出，溺有余沥。

——《名医别录》

🔅 功能主治

●补肾益精，用于腰膝筋骨酸痛、腿脚软弱无力、阳痿遗精、小便频数、尿有余沥，以及妇女带下、习惯性流产等症。

●养肝明目，用于头晕眼花、视物不清、耳鸣耳聋等属肝肾不足、清窍失养者。

⚕ 服用禁忌

阴虚火旺、阳强不痿及大便燥结者禁服菟丝子。

性味：性平，味辛、甘。

归经：入肝、肾经。

用量：6~12 克。外用适量。

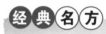

经典名方

菟丝子丸

——《扁鹊心书》

用法：菟丝子 50 克（淘净，酒煮，捣成饼，焙干），附子(制)20 克。共为末，酒糊丸，如梧桐子大，每日 3~5 粒，酒送服。

功效：补肾气，壮阳道，助精神，轻腰脚。

菟丝子甲鱼汤 / 滋肝肾阴，补肾阳虚

原料 甲鱼1只，沙苑子、菟丝子各10克，姜、盐、油各适量。

做法 ❶沙苑子、菟丝子洗净；甲鱼去肠杂洗净，切块备用。
❷油锅烧热，放姜、甲鱼块翻炒，加少量水略焖，盛砂锅内。
❸将菟丝子、沙苑子放砂锅内，加适量水把甲鱼浸没。大火煮沸后改小火炖至甲鱼熟烂，加盐调味即成。

菟丝子茶 / 补肾养血

原料 菟丝子10克，红糖适量。

做法 将菟丝子洗净捣烂，加红糖适量，沸水冲泡，代茶饮。每日1次。有补肾益精、养肝明目之效。

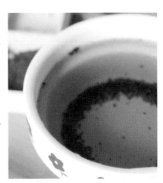

自制菟丝五味子酒

将菟丝子、五味子各35克，浸入800毫升白酒中，密封浸泡15日即可。每日早晚各温饮一小杯（约10毫升），有很好的补肾作用。

解表类中药

凡能疏肌解表、促使发汗，用于发散表邪、解除表证的药物，称为解表药，或发表药。

所谓表证，就是指病在浅表。多见于外感初期，肺部受邪，症状有恶寒、发热、头痛、无汗或有汗、鼻塞、咳嗽、苔薄白、脉浮等。相当于现代医学的上呼吸道感染及传染病初期症状。

根据解表药的药性和主治差异，一般将其分为发散风寒药和发散风热药两类，又称辛温解表药与辛凉解表药。

发散风寒药，常用的有麻黄、桂枝、荆芥、防风、细辛、紫苏叶、羌活、白芷、生姜等；发散风热药，常用的有薄荷、牛蒡子、桑叶、菊花、葛根、柴胡、升麻、蝉蜕、蔓荆子。

<table>
<tr><td>发风
散寒
药</td><td>发散风寒类中药具有辛温解表、发散风寒、解除表证的作用。适用于外感风寒表证，见恶寒发热、肢体酸痛、有汗或无汗、鼻塞、流清涕、口不渴、舌红苔薄白、脉浮紧等症。</td></tr>
</table>

麻黄
——发汗解表，宣肺平喘

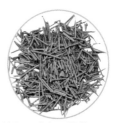

性味： 性温，味辛、微苦。

归经： 归肺、膀胱经。

用量： 2~10克。

名家解读

主中风，伤寒头痛，温疟。发表出汗，去邪热气，止咳逆上气。

——《神农本草经》

功能主治

●发汗散寒，用于外感风寒、恶寒发热、头身疼痛、鼻塞、无汗等表实证。

●宣肺平喘，用于肺气壅遏所致喘咳。

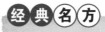

麻黄汤

——《伤寒杂病论》

用法：麻黄9克（先煎），桂枝6克，杏仁9克，炙甘草3克。水煎，温服。

功效：发汗解表，宣肺平喘。

生姜

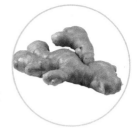

——温中散寒，发汗解表

名家解读

姜，辛而不荤，去邪辟恶……可蔬可茹，可果可药，其利博矣。

——《本草纲目》

性味： 性微温，味辛。
归经： 入肺、脾、胃经。
用量： 3~10克。

功能主治

●发汗解表，用于发散风寒，治感冒轻症，既可治又可防。

●温中止呕，可单独用于胃寒呕吐，也可用于运动不适引起的头痛、眩晕、恶心、呕吐等症状。

服用禁忌

阴虚火旺、目赤内热、疮疖者慎用生姜。

经典名方

生姜半夏汤

——《金匮要略》

用法：制半夏9克，生姜汁15毫升。以600毫升水煎煮半夏，待锅中水剩400毫升时将姜汁倒入，水剩300毫升时去火，待汤冷，分为4份，白天3次，晚上1次，冷服。

功效：和胃化饮，降逆止呕。

姜糖水 / 用于风寒感冒

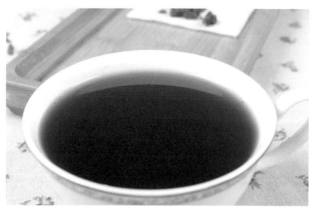

原料 生姜 15 克，红糖适量。

做法 生姜捣烂，煎汤，加红糖，趁热服用。

功效 用于解表，主要作用为发散风寒，多用治感冒轻症，往往能得汗而解，也可用于预防感冒。

干姜与生姜

姜有生用和干用之不同。生姜性味辛温，主散寒解表、温中止呕。干姜味大辛大热，主温胃散寒、回阳通脉。如用于止呕、解热、解毒，应放生姜；如用于温中回阳，则应放干姜。两者不可混用。

桂枝

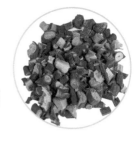

——发汗解表，温经止痛

名家解读

主上气咳逆，结气喉痹，吐吸，利关节。

——《本草经解》

性味： 性温，味辛、甘。
归经： 入膀胱、心、肺经。
用量： 3~10克。

功能主治

● 善祛风寒，用于感冒风寒、发热恶寒，无论有汗无汗都可用。

● 通血脉、止心悸，用于心阳不振，不能宣通血脉，而见心悸动、脉结代者。

● 助阳化气，用于胸阳不振、心脉瘀阻、胸麻心痛等症。

服用禁忌

温热病、阴虚火旺、血热妄行者禁服。

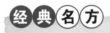

桂枝生姜枳实汤
——《金匮要略》

用法：桂枝、生姜各10克，枳实15克，加水2升，煮取1升，分3次温服。

功效：治心中痞、诸逆、心悬痛。

61

荆芥

——祛风解表，透疹止血

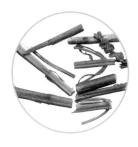

🦋 名家解读

主寒热，鼠瘘，瘰疬
生疮，破结聚气，下瘀血，
除湿痹。

——《神农本草经》

🦋 功能主治

●祛风解表，用于感冒
发热、头痛、咽喉肿痛、
中风口噤等症。

●消疮透疹，用于麻疹
不透、风疹瘙痒，也适用
于疮疡初起等诸般表证。

●理血止痉，用于吐血、
便血、血崩等各种出血现
象，止血时常炒炭用。

⚠ 服用禁忌

表虚自汗、阴虚头痛者
忌服荆芥。

性味： 性微温，味辛。

归经： 入肺、肝经。

用量： 5~10克。

经典名方

荆防汤

——《古今医彻》

用法：防风、荆芥、
前胡、桔梗、陈皮、枳壳
各6克，甘草3克。加生
姜一片，水煎服。

功效：散风，清热，
利咽。用于伤风咳嗽。

荆芥粥 / 益气解表散寒

原料 粳米100克，荆芥9克，薄荷3克，淡豆豉9克。

做法 将荆芥、薄荷、淡豆豉加水煎煮，沸后10分钟，滤出药汁，去渣，加入粳米煮粥，稍煮即成。适用于风寒感冒。

白芷荆芥茶 / 祛风散寒，解表止痛

原料 白芷30克，荆芥15克，红茶茶叶3克。

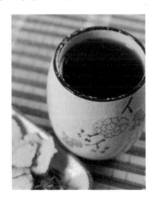

做法 将白芷、荆芥共为细末。服用时，用红茶茶叶煎汤或用沸水冲泡茶叶，取茶汤送服药末。每日2次，每次6克。适用于风寒感冒初起、恶寒发热、鼻塞流涕、头痛、牙痛等症。

荆芥加生姜效果更好

荆芥解表散风，生姜能祛寒发汗，两者结合，效果更好，用来煮粥，由于粥消化快，更有助于药力的发挥。

63

紫苏叶

—— 发表散寒，行气宽中

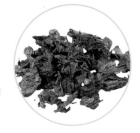

🌿名家解读

解肌发表，散风寒，行气宽中，清痰利肺，和血，温中，止痛，定喘，安胎。

——《本草纲目》

🌿功能主治

● 解表散寒，用于风寒感冒、咳嗽、胸腹胀满、恶心呕吐等症。

● 行气和营，用于咳逆、痰喘、气滞、便秘等症。

● 解毒止血，用于缓解鱼蟹中毒。

⚠ 服用禁忌

出虚汗者慎服紫苏叶。紫苏叶不宜久煎。

性味：性温，味辛。
归经：入肺、脾经。
用量：5~10克。

经典名方

紫苏散

——《普济本事方》

用法：紫苏叶、桑白皮（洗净，蜜涂，炙黄）、青皮（去白）、五味子、杏仁（去皮、尖，炒）、麻黄（去节）、炙甘草各等分，研为细末。每次取6克，用水200毫升，煎至140毫升，温服。

功效：宣肺散寒，止咳化痰。

紫苏生姜大枣汤 / 暖胃散寒，助消化

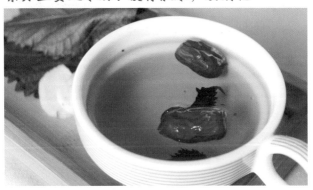

原料 鲜紫苏叶 10 克，生姜 3 块，大枣 5 枚。

做法 ①将大枣放在清水里洗净，然后去掉枣核；生姜切片。

②将鲜紫苏叶切成丝，与姜片、大枣一起放入盛有温水的砂锅里，用大火煮，煮沸后改用小火煎煮 30 分钟。

③将紫苏叶、姜片捞出来，继续用小火煮 15 分钟即可。

 鲜紫苏的食用方法

　　鲜紫苏叶既可以用来煮粥，也可以凉拌，风味独特，还可煮汤当饮料喝，都能起到增强食欲、助消化、防暑降温的作用。

防风

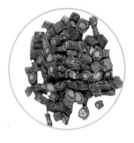

——祛风解表，胜湿止痉

🐛 名家解读

防者，御也。其功疗风最要，故名。

——《本草纲目》

性味： 性微温，味辛、甘。

归经： 入膀胱、肝、脾经。

用量： 5~10 克。

🌿 功能主治

●祛风解表、胜湿止痛，用于外感风寒、头痛、目眩、项强、破伤风、骨节酸软等症。

●止痉定搐，用于四肢痉挛、风寒湿痹，还可以起到一定的镇静解热效果。

⚠ 服用禁忌

阴虚火旺者慎服。血虚痉挛或头痛不因风邪者忌服。

防风散

——《太平圣惠方》

用法：防风 50 克（去芦头，微炒），地龙 100 克（微炒），漏芦 100 克，研为细末，每服 10 克，温酒送下。

功效：治白虎风，走转疼痛，两膝热肿。

防风二仁饮 / 祛风，渗湿，止痛

原料 防风9克，桃仁6克，薏苡仁20克，白糖10克。

做法 ❶把桃仁去皮、心、尖，洗净；防风润透切片；薏苡仁去杂质，洗净。

❷把薏苡仁、防风、桃仁同放炖锅内，加水250毫升，大火烧沸，改小火煎煮50分钟即成。代茶饮用。

葱白防风粥 / 祛风散寒，防感冒

原料 防风10克，葱白3段，粳米100克。

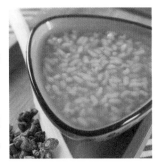

做法 ❶将防风加水煎煮20分钟，去渣取汁。

❷用煮出的汁加清水适量，入粳米煮粥，待粥将熟时加入葱白，煮成稀粥，趁热服食。

防风既能发汗也能止汗

防风既能发汗又能止汗。取防风、黄芪各50克，白术100克，研碎即成玉屏风散，每服15克，加姜3片煎服，治自汗。

白芷

——祛风止痛，燥湿止带

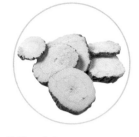

🅐 名家解读

性温气厚，行足阳明……三经之风热也……

——《本草纲目》

性味： 性温，味辛。

归经： 入肺、大肠、胃经。

用量： 3~10 克。

🅑 功能主治

●散寒止痛、除湿通窍，用于头痛、牙痛、鼻炎、肠风痔漏、赤白带下、痈疽疮疡、皮肤瘙痒等症。

●祛风除湿、消肿排脓，用于痈疽疮疡、毒蛇咬伤、皮肤燥痒。

❗ 服用禁忌

气虚血热、阴虚阳亢者禁服。

经典名方

都梁丸

——《百一选方》

用法： 白芷研为末，加炼蜜做成丸，细嚼吞服。

功效： 祛风止痛，可治诸风眩晕、头目昏重及血风头痛、神思不清等。

发散风热类中药具有辛凉解表、发散风热、清热解毒、解除表热证的功效。多用于外感风热表证及温病初起，症见发热重、恶寒轻或微恶风、头身痛、有汗、鼻塞、口渴、咽喉肿痛、小便黄、舌红苔薄黄、脉浮数等症。

薄荷

——疏散风热，利咽清目

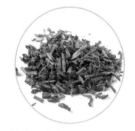

名家解读

利咽喉、口齿诸病。治瘰疬，疥疥，风瘙瘾疹。

——《本草纲目》

功能主治

● 发散风热、清咽利喉，用于感冒发热、头痛、咽喉肿痛、无汗等症状。

● 透疹解毒，用于风火赤眼、风疹、皮肤发痒等症。

性味：性凉，味辛。

归经：入肺、肝经。

同量：3~6克，后下。

服用禁忌

阴虚发热、肝阳偏亢、脾胃虚寒、腹泻便溏、体虚多汗者忌服薄荷。

对薄荷敏感者勿在晚上入睡前使用，以免难以入睡。

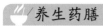

薄荷菊花饮 / 疏散风热

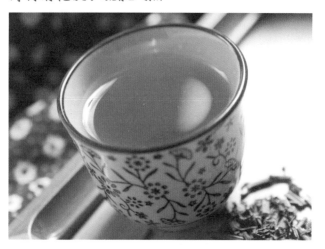

原料 薄荷 6 克，菊花 10 克，茶叶 3 克。

做法 将以上原料放入杯中，用沸水冲泡，代茶饮。

功效 用于风热感冒、头目不清、头昏。

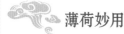 **薄荷妙用**

薄荷对蜂蚊叮咬所致的肿胀有奇效。可将薄荷鲜叶贴患处，见效甚快。

70

葛根

—— 发表解肌，升阳止泻

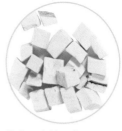

名家解读

治天行上气，呕逆，开胃下食，主解酒毒，止烦渴。

——《药性论》

功能主治

● 升阳止泻。能够补益脾胃阳气，保护内脏功能，促进胆汁分泌。

● 促进新陈代谢。能加强肝脏解毒功能，缓解冠状动脉硬化。

● 解肌退热，生津透疹。用于外感发热头痛、项背强痛、口渴、消渴、麻疹不透、热痢、泄泻及高血压病颈项强痛。

性味：性凉，味甘、辛。

归经：入脾、胃、肺经。

治疗剂量：10~15克。

服用禁忌

脾胃虚寒者不可多服，恐伤胃气。

升麻葛根汤

——《阎氏小儿方论》

用法：升麻、干葛（细锉）、芍药、甘草（锉，炙）各等分，同研为粗末，每服20克，用水2碗，煎至1碗，温服。

功效：治伤寒瘟疫，风热壮热，头痛、肢体痛，疮疹已发或未发。

养生药膳

葛根粥 / 发表除烦，生津止渴

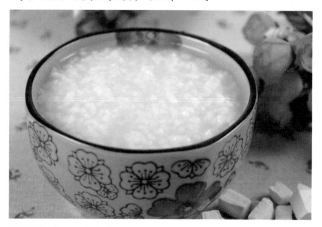

原料 粳米 50 克，葛根粉 10 克。

做法 将粳米洗净，用清水浸泡一夜，与葛根粉同入砂锅内，加水，用小火煮至粥成。

"葛根"名称的来历

东晋道教学者葛洪，在茅山脚下炼丹时发现了一种根，此根治好了句容当地老百姓的一场瘟疫，当地老百姓为了纪念葛洪，于是把此根命名为"葛"，于是就有了"葛根"一词。

柴胡

——和解退热，疏肝解郁

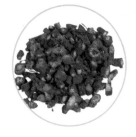

性味： 性微寒，味苦、辛。

归经： 入肝、胆、肺经。

用量： 3~10克。

🌀 名家解读

主心腹，去肠胃中结气，饮食积聚，寒热邪气，推陈致新。

——《神农本草经》

🌀 功能主治

● 解表退热，用于寒热往来、胸满胁痛、口苦耳聋、头痛目眩等症。

● 疏肝解郁，用于肝郁胁痛乳胀、月经不调、子宫脱垂和气虚下陷所致的脱肛。

⚠ 服用禁忌

肝阳上亢、肝风内动、阴虚火旺及气机上逆者忌用或慎用柴胡。

经典名方

正柴胡饮

——《景岳全书》

用法： 柴胡15克，芍药10克，陈皮6克，防风5克，甘草5克，生姜5片。水煎热服。

功效： 用于外感风寒，发热恶寒，头疼身痛；疟疾初起。

73

柴胡白术炖乌龟 / 疏肝解郁，退虚热

原料 乌龟1只（约300克），柴胡9克，桃仁10克，白术15克，盐适量。

做法 ❶将乌龟宰杀，去内脏、头、爪，清洗干净。

❷将柴胡、桃仁、白术煎汤去渣取汁备用。

❸将乌龟放入药汁中炖熟，加盐调味即可。

柴郁莲子粥 / 疏肝解郁

原料 柴胡、郁金各10克，莲子(去心)15克，粳米100克，白糖适量。

做法 ❶将莲子捣成粗末；粳米淘洗干净备用。

❷将柴胡、郁金放入锅中，加适量清水煎煮，去渣，加入莲子、粳米煮粥。

❸待粥熟时，加入白糖调味即成。

 柴胡与醋柴胡

醋柴胡是用醋拌炒过的，呈黄褐色，质干脆，具醋气。两者本质上并无大的区别，但用过醋后会降低其发散性，增加其收敛作用。

菊花

——清热疏风，平肝明目

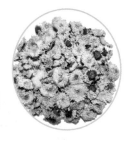

名家解读

能治热头风旋倒地，脑骨疼痛，身上诸风令消散。

——《药性论》

功能主治

●祛风散热，用于风热感冒、发热头昏及肝经有热等症。

●清肝明目，用于目赤多泪，或肝肾阴虚、眼目昏花等症。

服用禁忌

体虚、脾虚、阳虚而头痛恶寒者，脾胃虚寒腹泻者都不宜饮用菊花茶。

性味：性微寒，味微甘、苦。

归经：入肺、肝经。

用量：5~10克。

桑菊饮

——《温病条辨》

用法：桑叶9克，菊花3克，杏仁6克，连翘6克，薄荷3克，桔梗6克，甘草3克，白茅根3克，以水2杯，煮取1杯，每日2次。

功效：疏风清热，宣肺止咳。用于治风热咳嗽轻症。

养生药膳

菊花肉片 / 疏风清热，明目

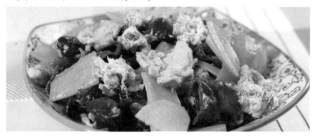

原料 鲜菊花瓣、莴笋、胡萝卜各50克，猪瘦肉切片400克，黑木耳（干）10克，鸡蛋1个，料酒、姜片、葱段、盐、白糖、油各适量。

做法 ❶将菊花瓣用清水浸泡2小时捞起；黑木耳浸泡后去蒂，撕成瓣状；胡萝卜、莴笋去皮，切3厘米见方的薄片。

❷鸡蛋取蛋清，加入猪肉片，挂上浆液。

❸炒锅烧热加油，六成熟时下姜、葱爆香，下入肉片、料酒，炒至肉片变色，加入黑木耳、胡萝卜、莴笋炒熟，放盐、少许白糖和菊花即成。

菊花茶要慎饮

菊花茶性寒，阳虚体质者不宜长期饮用。过敏体质者喝菊花茶，应先泡一两朵试试，没问题再多泡。

桑叶

——疏散风热，清利头目

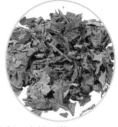

名家解读

桑叶乃手、足阳明之药，治劳热咳嗽，明目长发，止消渴。

——《本草纲目》

功能主治

● 祛风散热、清肺润燥，用于风热感冒、风温初起、发热头痛、汗出恶风、咳嗽胸痛，或肺燥干咳无痰、咽干口渴等症。

● 清肝明目，用于缓解视神经疲劳及肝火虚旺、眼花眩晕。

服用禁忌

阳虚体质、风寒流清涕、咳嗽痰稀白者忌用。

性味：性寒，味甘、苦。

归经：入肺、肝经。

用量：5~10克（干）。

经典名方

桑麻丸

用法：嫩桑叶500克，洗净，晒干，研为末。黑芝麻200克，淘净，晒干，擂碎，熬浓汁，和白蜜500克，炼至滴水成珠，入桑叶末为丸，空腹盐汤服下或临卧时温酒送下。

功效：治肝阴不足、眼目昏花、咳久不愈。

（注："滴水成珠"，即滴入水中不扩散，类似形成一个小圆珠。）

桑叶鸡蛋饼 / 祛风清热，发汗解表

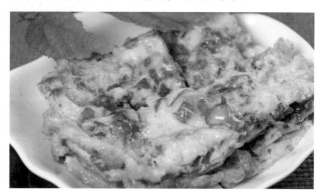

原料 鸡蛋2枚，嫩桑叶4片，盐、胡椒粉、面粉、油各适量。

做法 ❶将桑叶洗净切碎；鸡蛋打散，加适量水搅匀。

❷鸡蛋液中加入桑叶碎和适量盐、胡椒粉、面粉，调成糊状。

❸平底锅中加少许油烧热，每次倒入适量面糊，煎至两面微黄即可。

桑叶、菊花是好搭档

桑叶用于风热感冒及目赤肿痛时，常配菊花，效果更好。两者煮汤、泡茶都可以。

升麻

——清热透疹，升举阳气

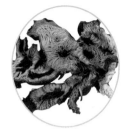

名家解读

主……中恶腹痛，时气毒疠，头痛寒热，风肿诸毒，喉痛，口疮。

——《名医别录》

功能主治

●升阳发表，用于风热头痛、齿痛、中气下陷、中崩下坠、久泻脱肛等症。

●清疮解毒，用于时气疫疠、斑疹不透、阳毒发疮等症。

服用禁忌

阴虚阳浮、喘满气逆及麻疹已透者忌服升麻。

性味： 性微寒，味辛、微甘。

归经： 入肺、脾、胃、大肠经。

用量： 3~10克。

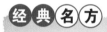

经典名方

补中益气汤
——《脾胃论》

用法：黄芪15~20克，甘草（炙）5克，人参（去芦）10克，当归（酒焙干或晒干）10克，橘皮（不去白）6克，升麻3克，柴胡3克，白术10克。水煎服。

功效：补中益气，升阳举陷。用于脾胃气虚及气虚下陷证。

清热类中药

清热类中药具有清热、泻火、凉血、解毒等作用，用于内热、火毒、湿热、瘟疫等多种里热证。根据病情的复杂性，可分为清热泻火类、清热燥湿类、清热解毒类、清热凉血类和清虚热类中药。

分类	功效	代表中药
清热泻火药	能清气分热，对气分实热证有清热泻火的作用	石膏、知母、栀子、芦根、荷叶、莲子心
清热燥湿药	用于湿热内蕴或湿邪化热证候，如心烦口苦、小便短赤、泄泻、痢疾、黄疸、关节肿痛等	黄连、黄芩、黄柏、苦参、龙胆
清热解毒药	清热邪、解热毒，适用于各种热毒病症，如丹毒、斑疹、疮痈、喉痹等	连翘、紫花地丁、蒲公英、鱼腥草、大青叶、金银花
清热凉血药	常用于血热妄行之吐血、衄血、血热发斑疹及温热病邪入营血、热甚心烦、舌绛神昏等症	生地黄、牡丹皮、犀角（水牛角代）、玄参、赤芍
清虚热药	具有凉血退虚热的功效，适用于骨蒸潮热、低热不退等症	青蒿、地骨皮

清热泻火药

清热泻火药能清气分之热，泄气分之火。适用于气分实热证，见高热、烦渴、汗多、舌红苔黄、脉洪大或脉滑数等症。

知母

——清热泻火，滋阴润燥

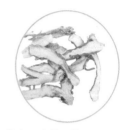

🌿名家解读

主消渴热中，除邪气，肢体浮肿，下水，补不足，益气。

——《神农本草经》

🌿功能主治

● 清肺止渴、祛热泻火，用于温热病、高热烦渴等症，有静心安神之效。

● 通便润燥，用于燥咳、便秘、骨蒸潮热、消渴淋浊。

性味： 性寒，味甘、苦。

归经： 入肺、胃、肾经。

用量： 6~12克。

经典名方

二母散
——《证治准绳》

用法：知母（炒）、贝母（炒）各等分，研为末，水冲服，每次6克，每日1次。

功效：治肺痨有热不能服补气之剂者。

芦根

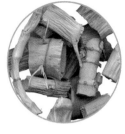

——清热除烦，生津止渴

名家解读

芦根甘能益胃，寒能降火。

——《本草纲目》

功能主治

●芦根有清热泻火、生津止渴、除烦止呕、利尿之效，用于热病烦渴、胃热呕哕、肺热咳嗽、肺痈吐脓、热淋涩痛等症。

服用禁忌

脾胃虚寒者忌服。

性味：性寒，味甘。

归经：归肺、胃经。

用量：15~30 克（干）。鲜品用量加倍，或捣汁用。

经典名方

芦根饮

——《医心方》

用法：生芦根（切）30 克，青竹茹 30 克，粳米 100 克，生姜 5 克。水煎服。

功效：益气养阴、清胃降逆，治伤寒后呕哕反胃及干呕不下食。

芦根竹茹粥 / 清热化痰，止咳平喘

原料 鲜芦根 60 克，竹茹 15 克，粳米 50 克，白糖适量。

做法 ①芦根、竹茹洗净，水煎取汁。

②将粳米洗净，加水适量煮成稀粥。待米将烂时，加入芦根、竹茹药液，小火煮 15 分钟，加白糖调味食用。适用于急性支气管炎、肺炎，症见胸痛、咳嗽气喘、痰稠色黄、发热、烦渴引饮、小便少且黄等。

菊花芦根茶 / 疏风解热

原料 芦根 20 克（鲜品 40 克），菊花 6 克。

做法 将菊花、芦根冲洗干净，加水 500 毫升，煎煮 10 分钟，去渣取汁。或将菊花、芦根放入杯中，加沸水冲泡，闷 5 分钟后饮用。特别适用于风热感冒。

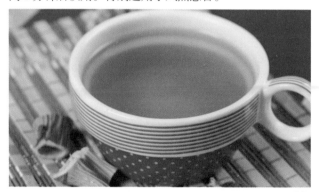

荷叶

——清暑利湿，凉血止血

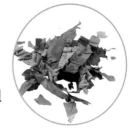

名家解读

主血胀腹痛，产后胞衣不下，酒煮服之。

——《本草拾遗》

性味：性平，味苦。
归经：入肝、脾、胃经。
用量：3~10克。荷叶炭，3~6克。

功能主治

● 清热解暑、升发清阳，用于暑热烦渴、暑湿泄泻、脾虚泄泻等症。

● 凉血止血、化瘀止血，用于血热吐衄、便血崩漏等多种出血及产后血晕。

服用禁忌

体虚者禁用荷叶。

荷叶绿豆汤 / 清热解暑，除烦利尿

原料 绿豆80克，鲜荷叶1张（或干品10克），白糖适量。

做法 ❶绿豆洗净，用清水浸泡10分钟。

❷锅中加入适量冷水，放入荷叶、绿豆，锅加盖，大火煮开，改小火炖煮30分钟。

❸捞出荷叶不要，加入白糖，待白糖煮化即可关火。

荷叶冬瓜汤 / 清热解暑，生津止渴

原料 鲜荷叶1张，冬瓜500克，盐适量。

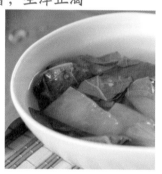

做法 ❶将荷叶洗净、剪碎；冬瓜连皮切块。

❷将荷叶、冬瓜块同放入煲内，加清水适量煲汤，熟后加盐调味，喝汤食冬瓜。

 荷叶可降脂减肥

　　荷叶不仅能清热解毒、凉血、止血，研究证实，其还具有良好的降血脂、降胆固醇作用。

栀子

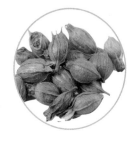

——泻火除烦，清热利湿

🌀 名家解读

治吐血、衄血、血痢、下血、血淋、损伤瘀血，及伤寒劳夏，热厥头痛、疝气。

——《本草纲目》

🌀 功能主治

● 泻火除烦，用于外感热病初期，见有发热、胸闷、心烦等症。

● 清肺热，用于肺热咳喘。还可用于实火引起的吐血、尿血、目赤肿痛等。

⚠ 服用禁忌

栀子苦寒伤胃，脾虚便溏者忌服。

性味：性寒，味苦。

归经：入心、肺、三焦经。

用量：6~10克。外用适量，研末调敷。

经典名方

栀子豉汤

——《伤寒论》

用法：栀子14个（剖开），以水4升，煮得2.5升，放入香豉四合(绵裹)，煮取1.5升，去滓，分2次温服。

功效：治伤寒发汗、呕吐。

莲子心

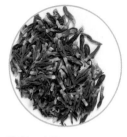

——清心安神，涩精止血

名家解读

清心火，平肝火，泻脾火，降肺火。消暑除烦，生津止渴，治目红肿。

——《本草再新》

功能主治

●莲子心具有清心泻火之功，用于温热病之高热、神昏谵语及心火亢盛、烦躁不安等症。

服用禁忌

莲子心有较强的收涩作用，便秘者禁用。

性味：性寒，味苦。

归经：入心、肾经。

用量：2~5克。

经典名方

清宫汤

——《温病条辨》

用法：玄参心15克，莲子心3克，竹叶卷心10克，连翘心10克，犀角尖10克（磨，冲）（可用水牛角代替），连心麦冬15克。水煎服。

功效：清心解毒、养阴生津，治太阴温病、发汗过多、神昏谵语。

莲心夏枯草饮 / 清火除烦，降血压

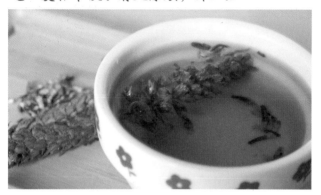

原料 莲子心 5 克，夏枯草 10 克。

做法 将莲子心和夏枯草放入砂煲中，加水 500 毫升，煎煮 5 分钟，取汁饮。或将莲子心和夏枯草装入纱布袋中，放入杯中，加沸水冲泡 5 分钟后饮用。适用于高血压病、心烦发热、眩晕头痛。

莲子心可降血压

研究证实，莲子心具有明显的降血压作用。高血压患者可用莲子心泡茶，经常饮用。

清热燥湿药

清热燥湿类中药具有清热燥湿、清热利湿、清热解毒的作用，适用于湿热内蕴、湿邪化热所致诸症。如湿热蕴结大肠之痢疾，症见腹痛、里急后重、下痢脓血等。

黄芩

——清热燥湿，解毒安胎

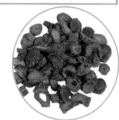

名家解读

主诸热黄疸，肠澼，泄利，逐水，下血闭，（治）恶疮，疽蚀，火疡。

——《神农本草经》

功能主治

●清热利湿，用于湿温发热、胸闷、口渴不欲饮，以及湿热泻痢、黄疸等症。

●清实热、泻肺火，用于高热烦渴，或肺热咳嗽，或热盛吐血、衄血、便血、崩漏，以及热毒疮疡等症。

性味： 性寒，味苦。

归经： 入脾、肺、胆、大肠、小肠经。

用量： 3~10克。

经典名方

黄芩散

——《太平圣惠方》

用法：黄芩50克，研为细末。每服15克，水煎，去滓温服。

功效：治吐血、衄血，或发或止，皆心脏积热所致。

89

黄柏

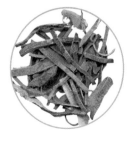

——清热燥湿，退热泻火

🌀 名家解读

疗惊气在皮间，肌肤热赤起，目热赤痛，口疮。

——《名医别录》

性味： 性寒，味苦。

归经： 入肾、膀胱经。

用量： 3~12克。外用适量。

🌀 功能主治

● 清热燥湿，用于湿热泻痢、湿热黄疸等湿热之症。黄柏除清实热外，尚能清虚热以疗潮热骨蒸。

● 解毒祛火，用于热毒疮疡、湿疹等症，亦可用于阴虚发热或梦遗滑精等症。

⚠ 服用禁忌

脾虚泄泻、胃弱食少者忌服黄柏。

苦参

——清热燥湿，利尿止痒

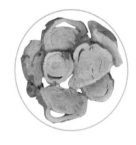

名家解读

杀疳虫。炒带烟出为末，饭饮下，治肠风下血并热痢。

——《日华子本草》

功能主治

● 清化湿热，用于湿热下痢、黄疸、赤白带下、阴部瘙痒等症。

● 祛风止痒，用于周身风痒、疥疮顽癣、麻风等症。

● 清热利尿，用于湿热内蕴、小便不利之症。

服用禁忌

脾胃虚寒者忌服苦参。

性味： 性寒，味苦。

归经： 入心、肝、膀胱、大肠、胃经。

用量： 4.5~9克。外用适量，煎汤洗患处。

经典名方

苦参丸
——《太平惠民和剂局方》

用法：苦参50克，荆芥（去梗）250克。研为细末，水糊为丸，如梧桐子大。每服三五丸，好茶送下，饭后服用。

功效：治风湿热毒攻于皮肤，时生疥癣，瘙痒难忍，时出黄水。

清解热毒药

清热解毒药具有清热邪、解热毒的作用，用于丹毒、斑疹、疮痈、喉痹、痢疾等病，代表中药有金银花、连翘等。

金银花

——清热解毒，疏风散热

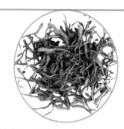

🌀 名家解读

一切风湿气及诸肿毒，痈疽、疥癣，杨梅恶疮，散热解毒。

——《本草纲目》

性味： 性寒，味甘。

归经： 入肺、心、胃经。

用量： 6~15克。

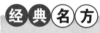

经典名方

忍冬汤

——《医学心悟》

用法：金银花（忍冬花）20克，甘草15克，水煎服，能饮者可用酒煎服。

功效：治一切内外痈肿。

🌀 功能主治

● 清热解毒，用于外感风热或温病初起，症见身热头痛、心烦少寐、神昏、咽干口燥等。

● 凉血止痢，用于热毒痢疾、下痢脓血、湿温阻喉之咽喉肿痛等症。

金银花茶 / 清热解毒

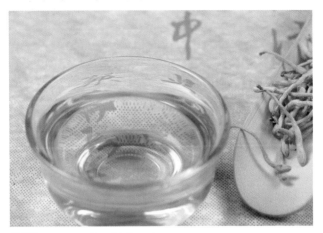

原料 金银花1克，绿茶3克。

做法 将金银花与茶叶一起放入杯中，用开水冲泡5分钟即成。

功效 清热解毒，消炎杀菌，利尿解渴，明目清肝。

自制金银花清热饮

将金银花、菊花、桔梗和甘草各适量，加水煮沸10分钟，候凉，当饮料饮用，可治疗咽喉炎和扁桃体炎。

蒲公英

——清热解毒，利尿除湿

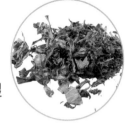

🌸 名家解读

清热解毒，消肿散结，催乳。

——《本草纲目》

性味：性寒，味甘、苦。

归经：入肝、胃经。

用量：10~15克。

🌸 功能主治

● 蒲公英有清热解毒、利尿散结的功效，用于急性乳腺炎、淋巴结炎、瘰疬、疔毒疮肿、急性结膜炎、感冒发热、急性扁桃体炎、急性支气管炎、胃炎、肝炎、胆囊炎、尿路感染等疾病。

⚠ 服用禁忌

阳虚外寒、脾胃虚弱者忌用。

经典名方

蒲公英汤

——《医学衷中参西录》

用法：鲜蒲公英200克，煎汤两大碗，温服一碗。余一碗趁热熏洗眼睛（目疼连脑者，宜用鲜蒲公英100克，加怀牛膝50克，煎汤饮）。

功效：治眼疾肿疼及一切虚火实热之证。

蒲公英粥 / 清热解毒，消肿散结

原料 粳米 100 克，蒲公英 15 克（鲜品 30 克）。

做法 ❶将蒲公英洗净，切碎，加水煎煮，去渣取汁。

❷将粳米淘洗干净，放入蒲公英汁中，再加水适量，大火烧开，转小火熬煮成稀粥即可。

蒲公英茶 / 解毒，清热，利湿

原料 蒲公英（干）10 克。

做法 将蒲公英洗净，切碎，加 500 毫升清水，煎煮 10 分钟，去渣取汁饮用。适用于流行性感冒（流感）、急性咽喉炎、扁桃体炎。

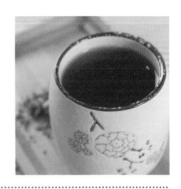

 凉拌蒲公英

将蒲公英鲜嫩茎叶洗净，用沸水焯 1 分钟，沥干，用冷水冲一下，佐以辣椒油、盐、香油、醋、蒜泥等，就成了风味独特的小菜。

连翘

——清热解毒，消痈散结

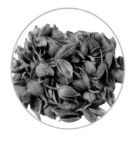

名家解读

主寒热，鼠瘘，瘰疬，痈肿恶疮，瘿瘤，结热。
——《神农本草经》

性味： 性微寒，味苦。

归经： 入肺、心、小肠经。

用量： 6~15克。

功能主治

● 清热解毒，用于外感风热或温病初起以及热病之高热、烦躁、口渴或发斑疹等症。

● 平疮消肿，用于疮疡肿毒、瘰疬、丹毒、乳痈等。

服用禁忌

脾胃虚弱，气虚发热，痈疽已溃、脓稀色淡者忌服连翘。

经典名方

连翘饮
——《类证活人书》

用法：连翘、防风、甘草（炙）、栀子各等分，捣碎，每次取10克，水煎，去滓温服。

功效：治小儿伤寒热。

96

紫花地丁

——清热解毒，清肝明目

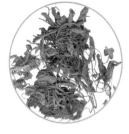

🌀 名家解读

凉血，消肿毒。治血热筋痿，敷疮妙。

——《本草求原》

🌀 功能主治

●紫花地丁有清热利湿、解毒消肿的功效，可用于疔疮、痈肿、瘰疬、黄疸、痢疾、腹泻、目赤、喉痹、毒蛇咬伤等症状。

❗ 服用禁忌

体质虚寒者忌服。

性味： 性寒，味苦、辛。

归经： 入心、肝经。

用量： 15~30克。

经典名方

地丁膏

——《惠直堂经验方》

用法：黄花地丁（即蒲公英）、紫花地丁各400克，以流水洗净，加水熬汁去渣，再熬制成膏。

功效：治乳吹（乳痈）并一切毒。

鱼腥草

——消痈排脓，利尿通淋

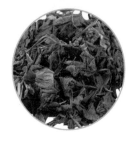

名家解读

散热毒痈肿，疮痔脱肛，断痃疾，解硇毒。

——《本草纲目》

性味：性微寒，味辛。

归经：入肺经。

用量：15~25克（干）。不宜久煎，鲜品用量加倍。

功能主治

●鱼腥草有清热解毒、利尿消肿的功效，用于肺炎、肺脓疡、热痢、疟疾、水肿、淋病、白带、痈肿、痔、脱肛、湿疹、秃疮、疥癣等。

经典名方

鱼腥草汤
——《滇南本草》

用法：鱼腥草、天花粉、侧柏叶各等分，煎汤服。

功效：治肺痈、吐脓、吐血。

服用禁忌

虚寒证及阴性疮疡者忌服鱼腥草。

鱼腥草不可久食，久食会伤气。

鱼腥草清热茶 / 清热解毒，利尿

原料 鱼腥草10克（鲜品30克）。

做法 将鱼腥草装入茶包或纱布袋中，放入杯中，加沸水冲泡，闷5分钟即可饮用。可加少许冰糖调味。

鱼腥草炒鸡蛋 / 清热解毒，滋阴

原料 鲜鱼腥草150克，鸡蛋4个，葱花、盐、油各适量。

做法 ❶将鱼腥草去杂洗净，切小段；鸡蛋磕入碗内搅匀。

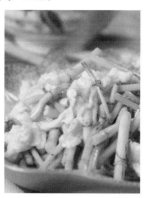

❷锅内油烧热，投入葱花煸香，倒入鸡蛋一起煸炒至成块，放入鱼腥草煸炒几下，加入适量水和盐，炒至熟而入味即可。

 鲜鱼腥草可生食

　　鲜的鱼腥草可以直接吃，也可以捣汁饮用。只是要注意鱼腥草本身偏凉，再加上气味又大，有可能第一次吃会觉得胃不舒服。

马齿苋

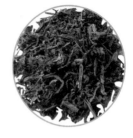

——清热解毒，凉血止痢

名家解读

散血消肿，利肠滑胎，解毒通淋，治产后虚汗。

——《本草纲目》

功能主治

●清热解毒、凉血，用于痈肿、便血、子宫出血。

●清热利湿、凉血解毒，用于细菌性痢疾、急性胃肠炎、急性阑尾炎、乳腺炎、痔出血、白带，外用治疗疮肿毒、湿疹、带状疱疹。

●清热解毒、利湿，用于湿热所致的腹泻、痢疾、痈肿。

性味：性寒，味酸。

归经：入肝、大肠经。

用量：10~15克。

服用禁忌

孕妇及脾胃虚弱、大便泄泻者忌食。

经典名方

马齿散

——《太平圣惠方》

用法：干马齿苋50克，黄柏25克，同研为细末，每次用时取少许，用棉布裹住，放于耳中。

功效：治耳有恶疮。

马齿苋排骨汤 / 清热解毒，祛湿

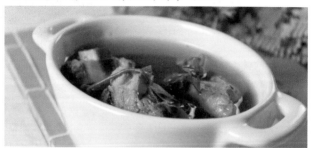

原料 马齿苋 250 克，猪排骨 500 克，大蒜 10 克，油、盐、料酒各适量。

做法 ①将马齿苋洗净，切段；大蒜切蓉。

②将猪排骨洗净抹干水，加盐、料酒腌 10 分钟，放入沸水中，煮至熟捞起。

③烧热锅，下半汤匙油，放蒜蓉爆香，加水适量烧沸，放马齿苋煮 10 分钟，再放入排骨略煮，下盐调味即可。

孕妇忌食马齿苋

　　马齿苋药性寒凉而滑利。实验证明，马齿苋汁对子宫有明显的兴奋作用，能使子宫收缩次数增多、强度增大，易造成流产。故孕妇一定不要食用。

绿豆

——清热解毒，消暑止渴

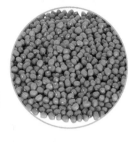

性味：性寒，味甘。
归经：入心、胃经。
用量：30~120克。

名家解读

清暑热，静烦热，润燥热，解毒热。

——《本草汇言》

功能主治

●清热解暑，用于暑热烦渴、丹毒、泻痢等病症。

●利水消肿，用于水肿、痈肿、小便不利、眼目昏暗等症。

服用禁忌

未煮烂的绿豆腥味强烈，食后易恶心、呕吐。

绿豆性寒，肠胃虚弱、体质虚寒的人避免食用。

经典名方

绿豆汁

——《圣济总录》

用法：绿豆50克，淘净，用水1000毫升煮烂，研细后澄滤取汁，早晚饭前各服一小碗。

功效：治消渴，小便如常。

绿豆南瓜汤 / 清热解暑，开胃

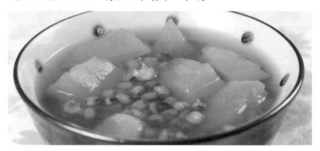

原料 绿豆50克，老南瓜500克，盐少许。

做法 ❶绿豆清水洗净，趁水气未干时加入少许盐搅拌均匀，腌制几分钟后，用清水冲洗干净。

❷南瓜去皮、瓤，用清水洗净，切成2厘米见方的块待用。

❸锅内加水500毫升，煮沸后，先下绿豆煮沸2分钟，淋入少许凉水，再煮沸，将南瓜入锅，盖上锅盖，用小火煮沸约30分钟，至绿豆开花，加入少许盐调味即可。

煮绿豆汤的窍门

　　若要实现绿豆汤的食疗功效，最重要的是煮的时间，最好是冬天煮开后7~8分钟、夏天5~6分钟，时间过长则其清热解毒作用会减小。

清热凉血药

清热凉血药具有清解头热、凉血散瘀、清热解毒等作用，常用于血热妄行之吐血、衄血、血热发斑疹及温热病邪入营血、热甚心烦、舌绛神昏等症。

生地黄

——清热凉血，止血养阴

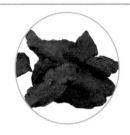

名家解读

解诸热，破血，通利月水闭绝，亦利水道。

——《药性论》

性味：性寒，味甘。

归经：入心、肝、肾经。

用量：10~30克。鲜地黄12~30克。

功能主治

●清热生津、凉血止血，用于热病伤阴、舌绛烦渴、发斑发疹、吐血、衄血、咽喉肿痛。

经典名方

地黄汤 ——《普济方》

用法：生地黄汁250克，炼蜜、青蒿汁各300克，搅匀，每日温服50克。

功效：治劳热咳嗽，四肢无力，不能饮食。

生地焖丝瓜 / 凉血解毒

原料 丝瓜 250 克，生地黄 15 克，葱段、姜片、蒜片、酱油、白糖、油各适量。

做法 ❶将丝瓜用刀刮去外皮，洗净，切厚片，焯透，捞出用冷水浸泡，晾凉。

❷将生地黄洗净，用小火炖 1 小时后滤汁待用。

❸锅烧热放油，下葱段、姜片、蒜片炝锅，投入丝瓜，煸炒几下，放入生地黄汁、酱油，用小火焖至丝瓜熟烂时，加适量白糖，再焖 2 分钟，待汤汁稠浓时即可起锅。

生地蒸鸭 / 凉血止痛

原料 鸭 1 只，生地黄 15 克，盐、酱油、白糖、料酒、葱、姜、胡椒粉、蒜末、香油、油各适量。

做法 ❶将鸭洗净，去脚爪，抹上酱油，下油锅炸至金黄色后捞出；生地黄洗净切片待用。

❷将酱油、盐、白糖、料酒、胡椒粉、蒜末、香油调匀，涂在鸭腹壁内外，再将生地黄片填入鸭腹内。

❸葱、姜下锅用油煸香后，塞进鸭腹内，上笼用大火蒸至鸭酥时取出，除去生地黄片、葱、姜，将鸭斩成块装盘，浇上原汁即可。

玄参

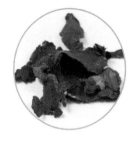

——凉血养阴，清热解毒

名家解读

肾水受伤，真阴失守，孤阳无根，发为火病，法宜壮水以制火，故玄参与地黄同功。

——《本草纲目》

功能主治

●清热滋阴，用于温热病热入营血、口渴舌绛、烦躁、夜寐不安、神志不清或身发斑疹等症。

●清咽利目，用于咽喉肿痛、目赤、瘰疬等症。

服用禁忌

脾虚便溏者忌服玄参。不宜与藜芦同用。

性味: 性微寒，味甘、苦、咸。

归经: 入肺、胃、肾经。

用量: 9~15克。

经典名方

玄参升麻汤
——《类证活人书》

用法: 玄参、升麻、甘草（炙）各25克，锉如麻豆大，每服用25克，水煎，去滓温服。

功效: 治伤寒发汗吐下后，毒气不散，表虚里实，热发于外，故身斑如锦纹，甚则烦躁谵语，兼治喉闭肿痛。

牡丹皮

——活血化瘀，清热解毒

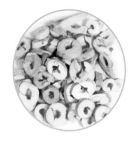

名家解读

破血，行血，消癥瘕，除血分之热，坠胎，孕妇忌服。

——《滇南本草》

性味： 性微寒，味辛、苦。

归经： 入心、肝、肾经。

用量： 6~12克。

功能主治

● 清热止血，用于温热病、热入营血之高热、舌绛、身发斑疹，血热妄行之吐血、衄血、尿血，以及阴虚发热等症。

● 通经疗疮，用于经闭、跌仆损伤、疮痈肿毒、肠痈等症。

服用禁忌

自汗多、血虚有寒、脾胃虚寒泄泻者及孕妇忌服。

经典名方

牡丹汤

——《圣济总录》

用法：牡丹皮、栀子仁、黄芩（去黑心）、大黄（锉、炒）、木香、麻黄（去根、节）各等分，切碎，每服10克，水煎，去滓温服。

功效：治伤寒热毒，发疮如豌豆。

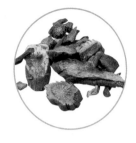

赤芍
——祛瘀止痛，清热凉血

🐚 名家解读

泻脾火，降气，行血，破瘀，散血块，止腹痛，退血热，攻痈疮，治疥癞。

——《滇南本草》

性味：性微寒，味苦。
归经：入肝经。
用量：6~12克。

🐚 功能主治

●止血行经，用于吐血、衄血、肠风下血、闭经、痛经、崩带淋浊。

●活血祛瘀，用于温毒发斑、痈肿疮疡、跌仆损伤等症。

⚠ 服用禁忌

血虚血寒者禁用。
不宜与藜芦同用。

经典名方

赤芍药散
——《太平圣惠方》

用法：赤芍100克，黄柏100克（以蜜拌，炙），捣筛为散，每服15克，水煎，去滓热服。

功效：治疗赤痢多腹痛不可忍。

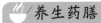

养生药膳

赤芍莲藕汤 | 清热解毒，凉血

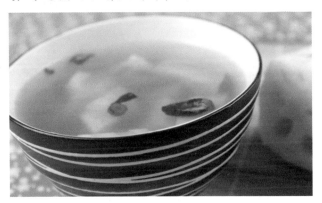

原料 赤芍 10 克，莲藕 300 克，白糖 15 克。

做法 ❶将赤芍洗净；莲藕洗净，切成菱形块。

❷将赤芍、莲藕块同放入锅内，加入水适量，用大火烧沸后，改用小火炖 30 分钟，放入白糖即可。

 赤芍不是花

赤芍为毛茛科植物芍药或川赤芍的干燥根，并非我们熟悉的芍药花。

109

清虚热药

清虚热类中药多药性寒凉，具有凉血退虚热的功效，用于骨蒸潮热、低热不退等症。

青蒿

——消热解暑，祛湿止疟

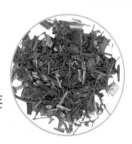

名家解读

生敷金疮，大止血，生肉，止疼痛。

——《唐本草》

性味：性寒，味苦、辛。

归经：入肝、胆经。

用量：6~12克，后下。

功能主治

●青蒿有清解暑邪、宣化湿热的作用，用于阴虚发热、暑热外感、发热、无汗或盗汗、恶寒、寒轻热重，以及疟疾等症。

服用禁忌

产后血虚、内寒作泻、胃虚者及饮食停滞者勿用青蒿。

地骨皮

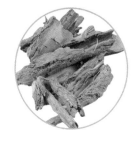

——凉血退蒸，清泻肺热

🧑 名家解读

主五内邪气，热中消渴，周痹。

——《神农本草经》

性味：性寒，味甘。

归经：入肺、肝、肾经。

用量：9~15克。

🌿 功能主治

●清泻肺热，用于肺热咳嗽、气喘，或痰中夹血等症。

●凉血退热，用于血热妄行之吐血、衄血、尿血，以及阴虚发热、低热不退等症。

❗ 服用禁忌

脾胃虚寒者忌服地骨皮。

经典名方

地仙散

——《普济本事方》

用法：地骨皮（洗，去心）、防风各50克，甘草（炙）5克，共切碎，每服10克，加生姜3片、竹叶7片，水煎服。

功效：生津液，治骨蒸肌热，解一切虚劳烦躁。

祛风湿类中药

祛风湿类中药具有祛除肌肉、经络、筋骨间的风湿邪气，并解除痹痛的功效，主要用于关节疼痛、肌肉麻木、肢体重着。

使用祛风湿药时，须根据不同兼证合理配伍以增强疗效。如痹证初起，兼有表证者，当伍解表药，使邪由外解；风寒痹证，寒邪偏盛，疼痛较甚者，常配温里散寒药，以增强散寒止痛的作用；关节红肿疼痛，属热痹者，应配伍清热燥湿药；久病体弱，气血亏虚者，宜配伍补养气血药，以标本兼顾、扶正祛邪。此外，祛风湿药常配活血药，以增强通络除痹的作用。

中医提示

祛风湿类中药中，有的偏于祛风，有的偏于散寒，有的偏于胜湿，有的偏于补肝肾、强筋骨，根据病情选用，若病程较长，经久不愈者，可制成酒剂、丸剂或散剂服用。

独活

——祛风除湿，通痹止痛

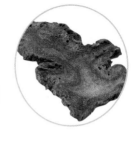

名家解读

疗诸风，角弓反张，表汗，除风寒湿痹，止周身筋骨疼痛。

——《滇南本草》

功能主治

●祛风胜湿、通痹止痛，用于风寒湿痹、关节疼痛，尤对下部之痹痛、腰膝酸痛、两足痿痹、屈伸不利等症疗效最佳。

●发散解表，用于风寒表证，兼有湿邪者。

服用禁忌

阴虚血燥者慎服。

性味：性微温，味辛、苦。

归经：入肾、膀胱经。

用量：3~10克。

经典名方

独活酒

——《奇效良方》

用法：独活（去芦）100克，浸于白酒1升中，浸7日，日服10~15毫升。

功效：治风痹。

113

木瓜

——舒筋活络，和胃化湿

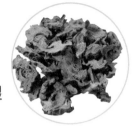

名家解读

止吐泻奔豚及脚气水肿，冷热痢，心腹痛，疗渴。

——《日华子本草》

性味：性温，味酸。

归经：入肝、脾经。

用量：6~9克。

功能主治

● 除湿通络，用于风湿痹痛、筋脉拘挛等症。

● 缓急舒筋、止泻，用于吐泻转筋、暑湿霍乱等症。

● 平肝舒筋、和胃化湿，用于湿痹拘挛、腰膝关节酸重疼痛、脚气水肿。

服用禁忌

精血虚、真阴不足者，积滞多者不宜用。

经典名方

木瓜汤

——《圣济总录》

用法：木瓜汁一杯，木香末2克，以热酒调下，不拘时。

功效：治吐泻转筋。

🍲 养生药膳

木瓜生姜蜂蜜粥 / 祛湿舒筋，散寒止痛

原料 粳米100克，木瓜片10克，生姜片10克，蜂蜜适量。

做法 ❶将木瓜片装入布袋中，与粳米、生姜片同入锅中，加适量水，煮成稠粥。

❷粥成后取出药袋，趁温加入蜂蜜，调匀即成。

木瓜煲排骨 / 舒筋活络，开胃

原料 猪小排500克，木瓜500克，花生仁（生）100克，蜜枣50克，盐适量。

做法 ❶将木瓜去皮去核，洗净，切厚块。

❷花生仁用清水浸1小时；蜜枣洗净；排骨放入滚水中煮5分钟。

❸煲内加水适量煲滚，放入花生仁、排骨、木瓜、蜜枣煲滚，改小火煲3小时，下盐调味即可。

桑枝

——祛湿通经，行水消肿

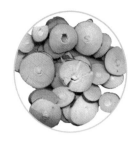

名家解读

壮肺气，燥湿，滋肾水，通经，止咳除烦，消肿止痛。

——《本草再新》

性味: 性平，味微苦。

归经: 入肝经。

用量: 9~15克。

功能主治

●桑枝具有祛风湿、利关节、行水气的功效，用于风寒湿痹、四肢拘挛、关节疼痛、脚气浮肿等症。

服用禁忌

孕妇、寒饮伏肺者不宜用桑枝。

经典名方

桑枝煎

——《普济本事方》

用法: 桑枝一小升。细切，炒香，以水三大升，煎取二升，一日服尽。

功效: 治臂痛。

116

桑枝母鸡煲 / 祛风湿，补正气

原料 老桑枝 60 克，母鸡 1 只，姜 3 片，盐少许。

做法 将母鸡洗净，剁块，与老桑枝、姜片一同放进砂锅内，加适量水，大火煮沸后改小火煲 2.5 小时，最后加盐调味即可。

木瓜桑枝茶 / 化湿通络

原料 木瓜 5 克，桑枝 3 克，花茶 3 克。

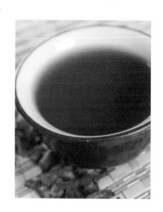

做法 将以上原料放入茶杯中，用 250 毫升沸水冲泡后饮用，冲饮至味淡。适用于风湿性关节炎，慢性肾炎伴有四肢风湿痹痛、浮肿、蛋白尿者。

 祛风通络宜用老桑枝

用来治疗关节红肿热痛等属热痹的关节病变，以老桑枝为宜。

五加皮

——祛风补肾，壮骨强筋

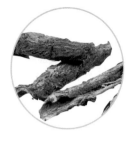

名家解读

治风湿痿痹，壮筋骨。
——《本草纲目》

性味：性温，味辛、苦。
归经：入肝、肾经。
用量：5~10克。

功能主治

●五加皮具有祛风湿、补肝肾、壮筋骨、利水消肿的功效，用于风寒湿痹、腰膝疼痛、筋骨痿软、小儿行迟、体虚羸弱、跌打损伤、骨折、水肿、脚气、阴下湿痒等症。

服用禁忌

阴虚火旺者慎服五加皮。

经典名方

五加皮散
——《卫生家宝方》

用法：五加皮、杜仲（炒）各等分，研为末，酒糊丸，如梧桐子大。每次30丸，温酒送下。

功效：治腰痛。

防己

——祛风止痛，利水消肿

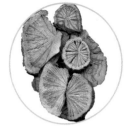

名家解读

防己，辛苦大寒，性险而健，善走下行，长于除湿、通窍、利道，能泻下焦血分湿热，及疗风水要药。

——《本草求真》

功能主治

● 祛风止痛，用于风湿痹痛，因其性寒，以治湿热痹痛为宜。

● 利水消肿，用于水肿、脚气、小便不利等症。

性味：性寒，味苦。

归经：入膀胱、肺经。

用量：5~10克。

服用禁忌

防己苦寒，不宜大量使用，多则伤胃气。

食欲缺乏及阴虚无湿热者忌用防己。

芳香化湿类中药

  芳香化湿类中药具有化湿醒脾或燥湿运脾，兼解暑发表的功效，多用于风寒湿痹、眼目昏涩、风湿入骨等症。代表中药有藿香、苍术、厚朴、砂仁、佩兰等。

  本类药物气味芳香，性偏温燥，多入膀胱、脾、小肠经，有利水渗湿、利尿通淋、利湿退黄等功效。临床上主要用于内湿证，如脾为湿困，运化失调所致的脘腹痞满、口淡多涎、呕吐泛酸、大便溏泄、食少体倦、口腻发甜、舌苔白腻等症。此外，对于湿痰壅滞，以及湿温、暑温、霍乱、痧胀等症，也可适当选用，以化除湿浊。

中医提示

  芳香化湿药多为辛温香燥之品，易伤阴耗气，故阴亏津伤、舌红口干及气虚乏力者均当慎用。此外，芳香辛烈之品多含挥发油类，不宜久煎，以免有效成分散失。

  在临床上，湿证常有兼证，故芳香化湿药在具体应用时，需适当配伍。水肿骤起有表证者，配宣肺发汗药；水肿日久，脾肾阳虚者，配温补脾肾药；湿热交蒸者，配清热泻火药；热伤血络而尿血者，配凉血止血药。

佩兰

——化湿醒脾，发表解暑

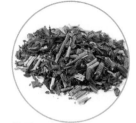

名家解读

发表祛湿，和中化浊。治伤暑头痛，无汗发热，胸闷腹满，口中甜腻，口臭。

——《中药志》

功能主治

● 化湿醒脾，用于湿阻脾胃、脘腹胀满、湿温初起，以及口中甜腻等症。

● 发表祛暑，用于湿热之邪内蕴所致发热、头胀、胸闷、厌食等症。

● 辟秽提神，用于狐臭。也可置于枕中，芳香行散，开窍提神。

性味：性平，味辛。

归经：入脾、胃、肺经。

用量：3~10克。

服用禁忌

阴虚、气虚特别是胃气虚者忌服佩兰。

经典名方

七叶芦根汤

——《增补评注温病条辨》

用法：佩兰叶6克，薄荷叶3克，冬桑叶6克，大青叶9克，青蒿叶30克，芦笋60克，藿香叶6克，鲜竹叶10克。水煎30分钟，取汁。每日1剂，分2次温服。

功效：治秋后伏暑。

121

藿香

——芳香化湿，开胃止呕

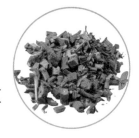

名家解读

清芬微温，善理中州湿浊痰涎，为醒脾快胃、振动清阳妙品。

——《本草正义》

性味：性微温，味辛。

归经：入脾、胃、肺经。

用量：3~10克。

功能主治

●化湿辟秽、中和脾胃，用于湿阻脾胃之脘腹胀满、湿温初起等症。

●芳香辟浊而和脾胃，用于感受秽浊而呕吐、泄泻等症。

●化湿解表，用于外感风寒兼有湿阻中焦者。

服用禁忌

阴虚火旺、邪实便秘者禁服。

经典名方

回生散

——《百一选方》

用法：陈皮（去白）、藿香叶（去土）各等分，每服25克，水一盏半，煎至七分，温服。

功效：治霍乱吐泻。

藿香粥 / 芳香化湿，和中止呕

原料 粳米 100 克，鲜藿香叶 25 克，白糖 10 克。

做法 ❶将鲜藿香叶择去老叶片，清水洗净，煎汁去渣待用。

❷砂锅中加入适量清水，将粳米放入煮成粥，加入藿香叶汁，再煮沸，放入白糖搅匀即成。

藿香佩兰茶 / 解暑热，止吐泻

原料 茶叶 6 克，藿香、佩兰各 9 克。

做法 ❶先把茶叶、藿香、佩兰放入清水中洗净。

❷将茶叶、藿香、佩兰放入茶壶内，倒入沸水泡 10 分钟，代茶饮。

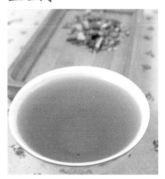

 藿香忌甜食

　　服用藿香时，最好不要吃甜食，包括水果、饮料等。因为甜食有生湿作用，而藿香是解湿的，两者作用相互抵消，药效会降低。

厚朴

——行气燥湿，降逆平喘

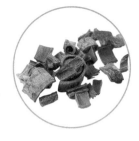

名家解读

厚朴，宽中化滞，平胃气之药也。

——《本草汇言》

性味：性温，味苦、辛。
归经：入脾、胃、肺、大肠经。
用量：3~10克。

功能主治

●消胀除满、燥湿行气，用于湿阻脾胃、脘腹胀满以及气滞胸腹胀痛、便秘腹胀等症。

●温化痰湿、下气降逆，用于痰湿内蕴、胸闷喘咳等症。

服用禁忌

厚朴辛苦温，易耗气伤津，故气虚津亏者及孕妇慎用。

经典名方

平胃散 ——《博济方》

用法：苍术（米泔水浸二日，刮去皮）200克，厚朴（去粗皮，姜汁涂，炙令香净）、陈皮（去白）各125克，甘草（炙）75克，切碎，每服5克，加入生姜、大枣，水煎去滓，空腹温服。

功效：治脾胃不和，不思饮食。

124

厚朴煨肘 / 宽中理气，祛斑美容

原料 猪肘 700 克，厚朴 15 克，香附、枳壳、当归各 10 克，川芎 5 克，黄酒、生姜、盐、酱油各适量。

做法 ❶ 将诸药压碎，装入纱布袋，与猪肘入锅内，加入清水，用大火烧沸，撇尽汤沫，改小火煨至八成熟。

❷ 加入黄酒、生姜、盐、酱油，待汁浓肘烂，去除药包即可。

猪肚瘦肉厚朴汤 / 平胃气，去壅滞

原料 猪肚 250 克，猪瘦肉 150 克，厚朴 10 克，大枣（干）5 枚，薏苡仁 15 克。

做法 将猪肚洗净切丝，猪瘦肉切片，与大枣、薏苡仁、厚朴入煲内，放入 4 碗水，煲 2 小时即可食用。

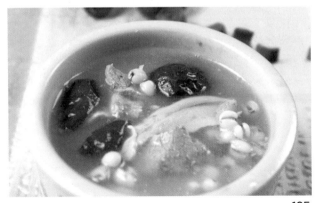

砂仁

——温脾止泻，理气安胎

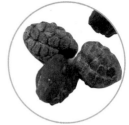

名家解读

补肺醒脾，养胃益肾，理元气，通滞气，散寒饮胀痞，噎膈呕吐，止女子崩中，除咽喉口齿浮热，化铜铁骨鲠。

——《本草纲目》

功能主治

●化湿开胃、温脾行气，用于湿阻中焦、脾胃气滞、不思饮食、呕吐等症。

●温中止泻，用于脾胃虚寒所致的腹痛泄泻。

●理气安胎，用于胎动不安、妊娠呕吐等症。

性味：性温，味辛。
归经：入脾、胃、肾经。
用量：3~6克，后下。

服用禁忌

阴虚有热者、气虚肺满者忌服砂仁。

经典名方

缩砂饮

——《活幼心书》

用法：香附200克，砂仁、乌药各100克，甘草（炙）60克，沉香50克。除沉香不过火，余四味锉碎焙干，同沉香共研细末。每服5克，用温盐汤调服。

功效：和胃气，消宿食，理腹痛，调脾。

126

砂仁莲子炖排骨 / 醒脾开胃，利湿止呕

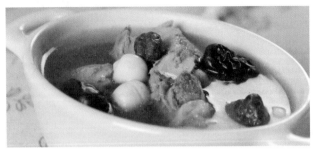

原料 砂仁3克，莲子20克，大枣5枚，当归3克，排骨300克，姜3片，盐适量。

做法 ❶将排骨洗净剁段，莲子用清水泡发。

❷将砂仁、莲子、大枣、当归、姜片放入砂锅，加水适量，入排骨，用大火烧开，改小火煲2小时。

❸放入盐调味即可。

> ### 砂仁妙用
>
> 取砂仁2克，细嚼后并随唾液咽下，每日3次。治疗妊娠呕吐、胃口不佳。
>
> 取砂仁适量，研为细粉，每次6克，加入少许姜片（或以鲜姜捣烂绞汁），温开水冲服，治呃逆效果很好。

利水渗湿类中药

利水渗湿药主要用于水肿尿少、泄泻、痰饮、淋证、黄疸、带下、湿疹、湿温等病症。

根据药性和作用的不同，可分为利水消肿药、利尿通淋药和利湿退黄药3类。

1 利水消肿药：主要用于脾失健运、水湿停留，肾及膀胱气化不行所致的水肿、小便不利、痰饮眩悸，以及水湿泄泻等。常用药有茯苓、猪苓、薏苡仁。

2 利尿通淋药：主要用于热淋、石淋、小便涩痛等病症。常用药有车前子、通草、瞿麦、石韦、海金沙、金钱草。

中医提示

对脾虚水肿者应以健脾为主，不宜强调利水。

阴虚津亏者，肾虚遗精遗尿者慎用。

性滑利之品如薏苡仁、冬葵子，孕妇忌用。

3 退黄利湿药：主要用于湿热水肿、小便不利、湿热黄疸、赤白带下、湿热泻痢、湿温暑温等。常用药有茵陈、金钱草等。

泽泻

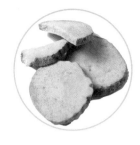

——利水渗湿，泻肾火

名家解读

主风寒湿痹，乳难，消水，养五脏，益气力，肥健。

——《神农本草经》

性味： 性寒，味甘。

归经： 入肾、膀胱经。

用量： 6~10克。

功能主治

●利水渗湿，用于水湿内停之尿少、水肿、泻痢及湿热淋浊等症。也可用于高脂血症。

●清泻肾火，用于阴虚火旺诸症。

⚠ 服用禁忌

肾虚精滑者忌服泽泻。

经典名方

解暑三白散

——《太平惠民和剂局方》

用法： 泽泻、白茯苓、白术各15克，生姜5片，灯心草10根，水煎温服。

功效： 治冒暑霍乱，小便不利，恶心头晕，引饮过多。

茯苓

——利水渗湿，健脾宁心

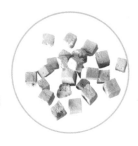

名家解读

后人治心病必用茯神，故洁古张氏于风眩心虚，非茯神不能除，然茯苓未尝不治心病也。

——《本草纲目》

性味：性平，味甘、淡。

归经：入心、肺、脾、肾经。

用量：10~15克。

功能主治

●茯苓有利水渗湿、健脾宁心的功效，用于水肿尿少、痰饮眩悸、脾虚食少、便溏泄泻、心神不安、惊悸失眠等症。

服用禁忌

阴虚火旺、口干咽燥者不宜服用茯苓。

经典名方

五苓散

——《伤寒论》

用法：泽泻50克，猪苓、白术、茯苓各40克，桂枝25克（去皮）。研为细末，每次9克，每日3次，温水送服。

功效：治太阳病，发汗后，大汗出，胃中干，烦躁不得眠，脉浮，小便不利，微热消渴者。

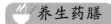 **养生药膳**

茯苓豆腐 / 健脾益气，利水化湿

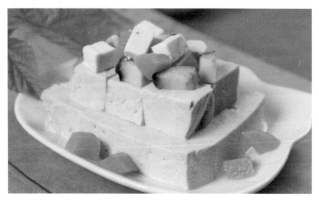

原料 北豆腐500克，茯苓(粉)30克，鸡蛋1个，胡萝卜丁、鲜香菇丁、盐、油各适量。

做法 将豆腐挤压除水，切成小方块摆入碗中，撒茯苓粉、盐，摆上香菇丁、胡萝卜丁，倒入蛋液和适量油，入蒸锅大火蒸10分钟即可。

 自制茯苓膏

白茯苓500克研细末，水漂去浮者，取下沉者，滤去水，再漂再晒，反复3次，再为细末，拌白蜜1000克，熬至滴水成珠，装瓶。每日2次，每次12克，白水送服。对老年浮肿、肥胖者均有裨益。

灯心草

——利水通淋，清心降火

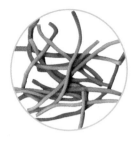

名家解读

降心火，止血，通气，散肿，止渴。

——《本草纲目》

性味：性微寒，味甘、淡。

归经：入心、肺、小肠经。

用量：1~3克。

功能主治

●利水通淋、清心降火，主治淋病、水肿、小便不利、尿少涩痛、湿热黄疸、心烦不寐、小儿夜啼、喉痹、口舌生疮、创伤。

服用禁忌

中寒小便不禁者勿服。

气虚、下焦虚寒小便不禁者忌服。

经典名方

灯心竹叶汤

——《证治准绳》

灯心草2克，淡竹叶9克，水煎服。

功效：治心热烦躁、失眠不寐、小儿夜啼。

养生药膳

灯心草苦瓜汤 / 清心降火

原料 苦瓜 200 克，灯心草 3 克，盐适量。

做法 ❶苦瓜去瓤洗净，切成块状。

❷将苦瓜块与灯心草一起放进砂锅内，加适量清水煎煮，加盐调味即可。适用于夏季风热上攻所引起的目赤肿痛、眼眵增多、口干心烦、小便黄赤等，对皮肤热痱、湿疹也有效。

灯心草粥 / 清热泻脾

原料 粳米 30 克，灯心草 3 克，栀子 3 克，熟石膏粉（食用）10 克。

做法 先煎石膏、栀子、灯心草，久煎取汁去渣，加入粳米共煮成粥。适用于小儿流涎、口舌生疮、烦躁不宁。

灯心竹叶茶 / 清心火，利湿热，除烦安神

原料 灯心草 3 克，竹叶 6 克。

做法 将灯心草、竹叶加水适量煎煮，滤汁代茶饮。或将灯心草、竹叶放入杯中，加沸水冲泡，代茶饮。可用于湿热型病毒性心肌炎等症。

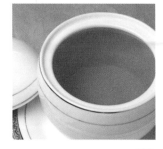

薏苡仁

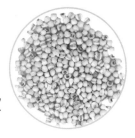

——消湿利痹，清热排脓

🐱 名家解读

健脾益胃，补肺清热，去风去湿。

——《本草纲目》

🐱 功能主治

● 利水渗湿，作用较为缓弱，性凉，可用于湿热内蕴之症，用于小便不利、湿温等症。

● 薏苡仁具健脾之功，用于脾虚水肿、脚气肿痛等症。

● 薏苡仁能祛除湿邪、缓和拘挛，可用于湿滞痹痛、筋脉拘挛等症。

性味：性凉，味甘、淡。

归经：入脾、肺、胃经。

用量：9~30克。

！服用禁忌

薏苡仁性凉，阳虚怕冷的人不适宜长期服用。

孕妇及正值经期的妇女，汗少、便秘者以及婴幼儿忌食薏苡仁。

经典名方

薏苡仁附子败酱散
——《金匮要略》

用法：薏苡仁30克，败酱草15克，制附子6克，切碎，水煎温服。

功效：治肠痈内已成脓。

养生药膳

薏苡仁绿豆粥 / 清热，祛湿，解暑

原料 绿豆 50 克，薏苡仁 50 克，粳米 100 克，冰糖适量。

做法 ❶把绿豆、薏苡仁洗净，浸泡 3 小时。

❷将粳米洗净，与绿豆、薏苡仁一同加适量水煮粥，待熟后加入冰糖，拌匀即可食用。

薏苡仁山药羹 / 补气养血，利水除湿

原料 山药 100 克，薏苡仁 100 克，红糖 50 克，水淀粉适量。

做法 ❶将薏苡仁淘洗干净，用温水泡；山药去皮洗净，切成小丁。

❷锅内加水烧开，下入薏苡仁煮至七成熟后放入切好的山药丁，继续用小火煮至熟烂。

❸放入红糖熬开，加入水淀粉勾芡即可。

薏苡仁不宜长期食用

薏苡仁性凉，不适合长期大量食用，一般不要超过 1 周。且薏苡仁黏性太高，食太多可能会妨碍消化功能。

车前子

——利水通淋，清热明目

🌀 名家解读

主气癃，止痛，利水道，通小便，除湿痹。

——《本草思辨录》

性味：性寒，味甘。

归经：入肝、肾、肺、小肠经。

用量：9~15克，包煎。

🌀 功能主治

●车前子有利水、清热、明目、祛痰的功效，用于小便不通、淋浊、带下、尿血、暑湿泻痢、咳嗽多痰、湿痹、目赤肿痛等症。

⚠ 服用禁忌

凡内伤劳倦、阳气下陷、肾虚精滑及内无湿热者慎服车前子。

经典名方

八正散
——《太平惠民和剂局方》

用法：车前子、瞿麦、萹蓄、滑石、栀子仁、甘草（炙）、木通、大黄（面裹煨，去面，切，焙）各100克，研为细末，每服10克，水煎，去滓温服。

功效：治小便赤涩或癃闭不通及热淋、血淋等。

茵陈

——利胆退黄，清热止痒

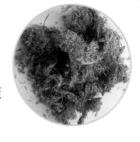

名家解读

治天行时疾，热狂，头痛头旋，风眼痛，瘴疟，女人癥瘕，并内损乏绝。

——《日华子本草》

功能主治

●茵陈有清湿热、退黄疸的功效，用于黄疸尿少、湿疮瘙痒、传染性黄疸型肝炎等病症。

服用禁忌

非因湿热引起的发黄者忌用茵陈。蓄血发黄者，禁用茵陈。

性味： 性微寒，味苦、辛。
归经： 入脾、胃、肝、胆经。
用量： 6~15克。外用适量，煎汤熏洗。

经典名方

茵陈蒿汤

——《伤寒论》

用法：茵陈18克，大黄（去皮）6克，栀子12克（擘）。用水先煮茵陈，水减半时加入另两味，煮至一半时，去滓，温服。

功效：治阳明病，头汗出，身无汗，小便不利，口渴欲饮，瘀热在里，身发黄。

止血类药

止血药主要适用于各部位出血病症，如咯血、衄血、吐血、尿血、便血、崩漏、紫癜及创伤出血等。

止血药种类繁多，有温、寒、凉、平四性止血之药。一般来说，药性寒凉，功能凉血止血，适用于血热之出血；药性温热，能温经止血，适用于虚寒出血；兼有化瘀作用，能化瘀止血，适用于出血而兼有瘀血者；药性收敛，能收敛止血，可用于出血日久不止等。

中医提示

止血药有凉血止血、温经止血、化瘀止血、收敛止血之不同，需根据药性选择适应的药物进行治疗。

止血药是治标之品，需配合相应的药物如清热药、温热药、活血化瘀药以及补益药，以标本兼治。

凉血止血药一般忌用于虚寒之证，温经止血药忌用于热盛之证，收敛止血药主要适用于出血日久不止而无邪瘀之证，以免留瘀留邪之弊。

大量出血每有气随血脱、亡阳、亡阴之症，首先考虑大补元气、急救回阳，以免贻误病机。

大蓟

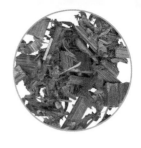

——凉血止血，祛瘀消肿

🌀 名家解读

坚肾水，去血热，泄逆气。治肠风，肠痈。

——《医林纂要》

性味：性凉，味甘、苦。

归经：入心、肝经。

用量：9~15克。

🌀 功能主治

●大蓟有凉血止血的功效，用于咯血、衄血、崩中下血、尿血等症。大蓟鲜草，又可用于疮痈肿毒，无论内服、外敷，都有散瘀消肿的功效。

⚠ 服用禁忌

脾胃虚寒而无瘀滞者忌服大蓟。

经典名方

大蓟饮

——《奇效良方》

用法：大蓟汁、地黄汁、生姜汁、麦冬汁、刺蓟汁各60毫升，用白蜜半匙和匀，冷服。

功效：治吐呕血。

三七

——散瘀止血，消肿定痛

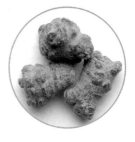

名家解读

三七止血，散血，定痛。

——《本草纲目》

性味：性温，味甘、微苦。

归经：入肝、胃经。

用量：3~9克。

功能主治

● 散瘀止血，用于咯血、吐血、衄血、便血、崩漏、外伤出血等症。

● 消肿止痛，用于胸腹刺痛、跌仆肿痛、各种损伤。

服用禁忌

气血亏虚所致的痛经、月经失调者不宜服用三七。

血虚或血热出血者、孕妇禁用三七，但产后可用。

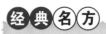

经典名方

化血丹

——《医学衷中参西录》

用法：花蕊石9克，三七6克，血余炭3克，研为细末，用水送下，分2次服用。

功效：治咯血，兼治吐衄，理瘀血及二便下血。

茜草

——凉血活血，祛瘀通经

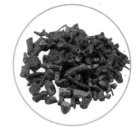

名家解读

和营止血，通脉行瘀，行瘀血而敛新血。

——《玉楸药解》

性味： 性寒，味苦。
归经： 入肝经。
用量： 6~10克。

功能主治

●凉血活血，用于吐血、衄血、崩漏下血、外伤出血等。

●祛瘀通经，用于经闭瘀阻、关节痹痛、跌仆肿痛等症。

服用禁忌

脾胃虚寒及无瘀滞者慎服茜草。

经典名方

茜草丸

——《圣济总录》

用法：茜草（锉）、黑豆（去皮）、甘草（炙，锉）各等分，研为细末，用井水和丸，如弹子大。每次1丸，温热水送服。

功效：治疗吐血后虚热燥渴及解毒。

141

艾叶

——温经止血，散寒止痛

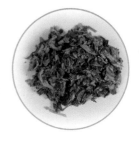

名家解读

调经开郁，理气行血。治产后惊风，小儿脐疮。

——《本草再新》

性味：性温，味苦、辛。

归经：入肝、脾、肾经。

用量：3~9克。

功能主治

● 温经止血，用于心腹冷痛、泄泻转筋、久痢、吐衄、下血、崩漏、带下等。

● 散寒止痛，可用于虚寒性月经不调、腹痛等症。

⚠ 服用禁忌

阴虚血热者须慎用艾叶。

经典名方

香艾丸

——《圣济总录》

用法：艾叶（炒）、陈皮（汤浸去白，焙）各等分，研为细末，酒煮烂饭和丸，如梧桐子大。每次20丸，饭前空腹服用。

功效：治气痢腹痛，睡卧不安。

母鸡艾叶汤 / 补气摄血，健脾宁心

原料 老母鸡1只，艾叶15克，盐适量。

做法 将老母鸡洗净，切块，焯去血水，同艾叶一起煮汤，入盐调味，分2~3次食用。月经期连服2~3剂。适用于体虚不能摄血而致月经过多、心悸怔忡、失眠多梦、少腹冷痛者。

艾叶姜蛋 / 温通经脉，散寒化瘀

原料 鸡蛋2枚，生姜15克，艾叶9克。

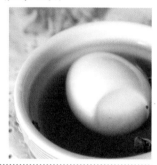

做法 ❶把生姜、艾叶、鸡蛋放入砂锅内，加水煎。

❷蛋熟后去壳取蛋，再放入锅内煮片刻，去药渣即可，食鸡蛋喝汤。

艾叶饼

将五月艾叶打成浆，再用糯米粉做成一个个艾叶饼，口感上有很香浓的艾叶香，并有少许的艾叶苦味，吃后齿颊留香，是客家妇女坐月子必吃的点心，还可治感冒。

活血祛瘀类中药

活血祛瘀药能通利血脉、促进血行、消散瘀血，适用于瘀血阻滞引起的胸胁疼痛、风湿痹痛、癥瘕结块、疮疡肿痛、跌仆伤痛，以及月经不调、经闭、痛经、产后瘀滞腹痛等病症。

活血祛瘀药可分为活血调经药，如丹参、桃仁、红花、牛膝等；活血止痛药，如川芎、延胡索、郁金等；活血疗伤药，如苏木、骨碎补等；破血消癥药，如三棱、莪术等。

使用活血药时，应根据人体气血之间气行则血行、气滞则血凝的关系，配合行气药，以增强活血散瘀的作用。还应根据瘀血证的不同成因和病情配伍用药。如寒凝血瘀者，当配温里散寒药；热结血瘀者，当配清热凉血药；运血无力、血行不畅者，当配补气药；跌打损伤、瘀血肿痛者，当配行气和营药；癥瘕痞块者，当配软坚散结药。

中医提示

活血药大多能活血通经，有的还能破血、堕胎、催产，故妇女月经过多或孕妇当忌用或慎用。

144

延胡索

——活血行气，止痛祛瘀

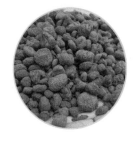

名家解读

除风，治气，暖腰膝，破癥瘕，扑损瘀血，落胎，及暴腰痛。

——《日华子本草》

功能主治

●延胡索有活血、利气、止痛的功效，用于胸胁、脘腹疼痛及经闭痛经、产后瘀阻、跌仆肿痛等症。

服用禁忌

血热气虚者及孕妇忌服。

性味：性温，味辛、苦。

归经：入肝、脾经。

用量：3~10克；研末吞服，一次1.5~3克。

经典名方

三神丸 ——《济生方》

用法：橘红100克，延胡索（醋煮去皮）、当归（去芦，酒浸略炒）各50克，研为细末，酒煮米糊为丸，如梧桐子大。每次服用30丸，空腹米汤或艾汤送下。

功效：治妇女血气相搏、腹中刺痛、经行涩少，或月经不调，以致疼痛。

川芎

——活血行气，祛风止痛

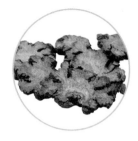

名家解读

治腰脚软弱，半身不遂，主胞衣不出，治腹内冷痛。

——《药性论》

性味：性温，味辛。

归经：入肝、胆、心包经。

用量：3~10克。

功能主治

● 活血止痛，用于月经不调、经闭痛经、头痛眩晕、风寒湿痹、跌打损伤等症。

● 活血化瘀、行气开郁，用于血脉瘀阻、肝郁气结等。

服用禁忌

阴虚火旺、脾虚食少、火郁头痛、呕吐咳嗽、盗汗、口干者及月经过多者、孕妇禁服。

经典名方

胶艾汤 ——《金匮要略》

用法：干地黄18克，芍药12克，当归9克，川芎、阿胶、甘草各6克，艾叶9克，用500毫升水、300毫升清酒合煮，取300克，去渣，温服100克，每日3次。

功效：治功能性子宫出血、产后子宫复旧不全出血，属冲任虚损者。

146

川芎鱼头汤 / 补气行血，养颜

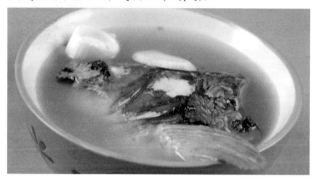

原料 鲢鱼头1个，川芎8克，白芷2克，大葱、姜、料酒、盐各适量。

做法 ①将鱼头洗净，对开切，与大葱、姜同放锅内，加入料酒、清水，大火煮沸后，撇去泡沫，改中火煮。

②另锅将川芎、白芷加水一杯煎煮，将煎成的汁倒入煮鱼头的锅内，待沸，加盐调味即可。

 川芎配乌鸡最宜女性

川芎与乌鸡同食，可养阴活血，是女性滋补佳品。但要注意食用含川芎的药膳后不要马上饮绿茶，因绿茶性凉，会减弱川芎的功效。

益母草

——活血调经，利尿消肿

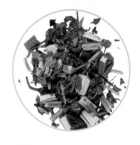

名家解读

益母草，消水行血，去瘀生新，调经解毒，为胎前胎后要剂。

——《本草求真》

功能主治

●活血调经，用于月经不调、痛经、经闭、恶露不尽等症。

●利尿消肿，用于水肿尿少、急性肾炎水肿等症。

服用禁忌

孕妇、寒性体质者、阴虚血少者忌服益母草。

性味：性微寒，味辛、苦。

归经：入肝、心包、膀胱经。

用量：9~30克，鲜品12~40克。

经典名方

益母草膏
　——《赤水玄珠》

用法：益母草（端午日或小暑日俱可收采）不限多少，捣烂取汁，放入砂锅中，煎熬成膏，每次服用 15 ~ 25 毫升，用酒送下。

功效：活血调经。治妇女月经不调、产后血瘀腹痛，以及跌打损伤、瘀血积滞。

养生药膳

益母草大枣瘦肉汤 / 活血化瘀

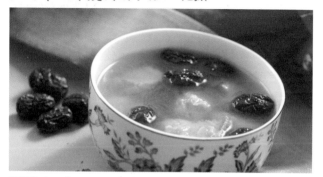

原料 益母草20克，猪瘦肉250克，大枣（干）10枚，盐适量。

做法 ❶将益母草、大枣（去核）洗净；猪瘦肉洗净，切大块。

❷把全部用料（盐除外）放入锅内，加清水适量，大火煮滚后，改小火煮半小时，加盐调味即可。

孕妇禁服益母草

虽然益母草对女性有诸多益处，但切不可在怀孕期间服用，因其很容易造成流产。但产后宜用，因其具有很好的活血祛瘀作用。

149

红花

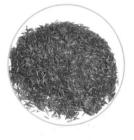

——活血通经，散瘀止痛

🐟 名家解读

红花，破血、行血、和血、调血之药也。

——《本草汇言》

性味：性温，味辛。
归经：入心、肝经。
用量：3~10克。

🐟 功能主治

●活血通经，用于经闭、痛经、恶露不行、癥瘕痞块等症。

●散瘀止痛，用于跌仆损伤、疮疡肿痛、瘀血作痛、痈肿等症。

⚠ 服用禁忌

孕妇及月经过多者忌服红花。

经典 名 方

红花散

——《素问病机气宜保命集》

用法：干荷叶、牡丹皮、当归、红花、蒲黄（炒）各等分，研为细末。每服15克，酒煎去滓温服。

功效：妇人产后血晕、胞衣不下、血崩、月事不调。

红花糯米粥 / 养血，活血，调经

原料 糯米 100 克，红花、当归各 10 克，丹参 15 克。

做法 ❶将红花、当归、丹参加水煎煮，去渣取汁。

❷加入糯米煮粥即可。

红花蒸蛋 / 活血化瘀，行气止痛

原料 鸡蛋 2 个，红花 5
克，盐少许。

做法 ❶将鸡蛋磕入碗
中，加入水、盐、红花，
搅拌均匀。

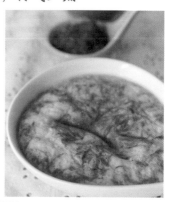

❷将蛋液倒入玻璃汤碗
内，上蒸锅，大火蒸 5
分钟即可。

西红花与草红花

红花分草红花和西红花（藏红花），两者都有活血化瘀通经的作用，但西红花力量较强，又兼凉血解毒之功，尤宜于温热病热入血分发斑、热郁血瘀者。

桃仁

——活血祛瘀，润肠通便

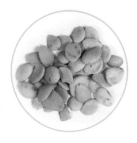

名家解读

主血滞风痹，骨蒸，肝疟寒热，产后血病。

——《本草纲目》

性味：性平，味苦、甘。
归经：入心、肝、大肠经。
用量：5~10克。

功能主治

●活血祛瘀，可用于经闭、痛经、癥瘕、热病蓄血、风痹、疟疾、跌打损伤、瘀血肿痛等症。

●润肠通便，可用于血燥便秘等症。

服用禁忌

孕妇、便溏者慎用，不可过量。

经典名方

桃仁煎

——《医略六书》

用法：桃仁、当归各15克，赤芍、肉桂各7.5克，砂糖15克（炒炭），水煎，去渣温服。

功效：治产后恶露不净，脉弦滞涩者。

桃仁大枣粥 / 活血补血

原料 粳米100克，桃仁12克，大枣(干)5枚，红糖适量。

做法 ❶将桃仁洗净，去皮、尖；大枣洗净，去核。

❷粳米淘洗干净，用冷水浸泡半小时，捞出，沥干水分。

❸粳米、桃仁同放锅内，加入约1000毫升冷水，大火烧沸，加入大枣，改用小火煮45分钟，调入红糖拌匀即可。

桃仁煮墨鱼 / 活血祛瘀

原料 墨鱼150克，桃仁6克，葱、姜、盐各少许。

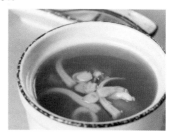

做法 将墨鱼洗净，与桃仁一同入锅，加葱、姜、盐、清水，大火煮沸后改小火煮至墨鱼熟。

桃仁不宜多吃

桃仁虽然有破血行瘀、滑肠通便的功效，但含有挥发油和大量脂肪，泻多补少，多吃可出现恶心、呕吐、头痛、头晕、视力模糊、心跳加速等现象。孕妇忌用。

牛膝

—— 逐瘀通经，引血下行

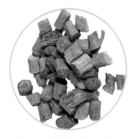

名家解读

治久疟寒热，五淋尿血，茎中痛，下痢，喉痹，口疮，齿痛，痈肿恶疮，伤折。

—— 《本草纲目》

功能主治

● 活血通经、补益肝肾，用于瘀血阻滞的经闭、痛经、月经不调、产后腹痛等妇科病，以及肾虚之腰膝酸痛、下肢无力等症。

● 利尿通淋、引血下行，用于各种跌打损伤、尿血、小便不利、尿道涩痛，以及火热上炎引起的头痛、眩晕、吐血、衄血。

性味：性平，味苦、甘、酸。

归经：入肾、肝经。

永量：5~12克。孕妇慎用。

经典名方

牛膝酒

—— 《本草纲目》

用法：牛膝煎汁，和曲米酿酒，或切碎袋盛浸酒，煮饮之。

功效：治痿痹，补虚损，壮筋骨，除久疟。

丹参

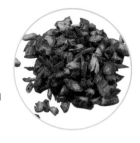

——祛瘀止痛，活血消肿

名家解读

活血，通心包络，治疝痛。

——《本草纲目》

性味： 性微寒，味苦。

归经： 入心、肝经。

用量： 10~15克。

功能主治

●活血通经、祛瘀止痛，用于月经不调、经闭痛经、胸腹刺痛、热痹疼痛、疮疡肿痛等症。

●清心除烦，用于心烦不眠、肝脾大、心绞痛等。

服用禁忌

无瘀血者慎服。

不宜与藜芦同用。

经典名方

丹参散

——《妇人良方》

用法： 丹参（去芦），研为末。每服10克，用温酒送下。

功效： 治妇人经脉不调、痛经、经闭、产后恶血不下。

红花丹参粥 | 活血，化瘀，通络

原料 粳米 150 克，丹参 10 克，红花 6 克，白糖 25 克。

做法 ❶将丹参润透，切成薄片；红花洗净，去杂质；粳米淘洗干净。

❷将粳米与丹参、红花一同置于锅内，加入适量清水，大火烧沸，再改用小火煮 35 分钟至粥成，加入白糖调味即成。

山楂丹参粥 | 化瘀止痛

原料 粳米 100 克，山楂（干）10 克，丹参片 5 克，白糖适量。

做法 将丹参润透，粳米淘洗干净，与山楂一同置于砂锅内，加适量水，大火烧沸，改用小火煮至粥熟，加白糖调味即可。

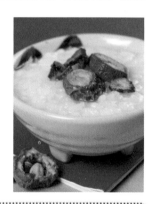

丹参的分类

处方中的丹参、赤参、紫丹参均指生丹参，为原药润透切片入药者。酒丹参活血功效增强；醋丹参止痛功效增强。

156

郁金

——活血化瘀，行气解郁

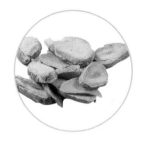

名家解读

止吐血，衄血；单用治妇人冷气血积，结聚气滞，心腹作痛。

——《本草正》

性味：性寒，味辛、苦。
归经：入肝、肺、心经。
用量：3~10克。

功能主治

●郁金有活血止痛、行气解郁、清心凉血、疏肝利胆的功效，用于经闭痛经、胸腹胀痛、刺痛、热病神昏、癫痫发狂、黄疸尿赤等症。

服用禁忌

孕妇、阴虚失血及无气滞血瘀者忌服郁金。

郁金不可与丁香、母丁香同用。

经典名方

郁金散

——《普济方》

用法：生干地黄、郁金、蒲黄各等分，研为细末。每天饭前用车前子叶汤送下5克，也可用酒送下。

功效：治血淋、心头烦、小便涩痛以及小肠积热、尿血出者。

荷叶郁金粥 / 理气活血，降压降脂

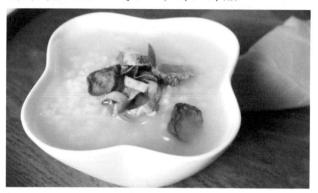

原料 粳米 100 克，荷叶 1 张，郁金 10 克，山楂 (干)30 克，冰糖适量。

做法 ①将粳米、山楂洗净备用。

②把一整张荷叶撕成小块，放入开水中煎煮；放入郁金，搅拌，用大火煮 10 分钟；把煮透的荷叶和郁金都捞出。

③把山楂、粳米和冰糖放进汤汁里，大火煮 20 分钟，改小火煮 10 分钟即可。

化痰止咳平喘类中药

此类药物一般分为化痰药和止咳平喘药。化痰药中，辛而燥者多有温化寒痰的作用；甘苦微寒者有清化热痰、润燥化痰的作用。止咳平喘药中，由于药物性味的不同，分别具有宣肺、降肺、泻肺、清肺、润肺、敛肺、止咳平喘的作用。部分药物还有散结消肿、息风定惊、清热利尿、润肠通便等作用。

分类	适用范围	代表中药
温化寒痰药	主要用于寒痰犯肺所致的喘咳痰多、色白质稀，或湿痰犯肺、咳嗽痰多、色白成块，以及痰湿阻络所引起的关节酸痛，或痰浊上壅所致中风痰迷、癫痫惊狂等	半夏、天南星、白附子、白前、桔梗、白芥子、旋覆花
清化热痰药	主要用于热痰壅肺所致的痰多咳喘、痰稠色黄，或燥痰犯肺、干咳少痰、咳痰不爽，以及痰火上扰之心烦不安、痰迷心窍之中风、癫狂，或痰火凝结等	前胡、瓜蒌、胖大海、海藻、川贝母、竹茹、瓦楞子、昆布
止咳平喘药	主要用于各种原因引起的肺失宣降、痰壅气逆的咳喘	杏仁、百部、枇杷叶、紫菀、桑白皮、款冬花

温化寒痰药

温化寒痰药,用于痰热郁肺、咳嗽痰多而黏稠,以及由于痰热而致的癫痫惊厥、瘰疬等症。

半夏

——燥湿化痰,降逆止呕

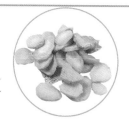

名家解读

主伤寒寒热,心下坚,下气,喉咽肿痛,头眩胸胀,咳逆,肠鸣,止汗。

——《神农本草经》

功能主治

●燥湿化痰,用于痰清稀而多之湿痰、寒痰等。

●降逆止呕,用于各种呕吐,尤宜于湿浊中阻所致的脘闷呕吐。

●消痞散结,用于疮疡肿毒、慢性咽炎。

性味:性温,味辛,有毒。

归经:入脾、胃、肺经。

用量:3~9克,内服一般炮制后使用。

！服用禁忌

阴虚燥咳、津伤口渴、血证及燥痰者禁服,孕妇慎服。

半夏使用不当可引起中毒乃至死亡,所以一定要慎服。

不宜与川乌、制川乌、草乌、制草乌、附子同用。

160

天南星

——燥湿化痰，祛风止痉

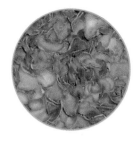

🌀名家解读

治风眩目转，主疝瘕肠痛，伤寒时疾，强阴。

——《药性论》

性味： 性温，味苦、辛，有毒。

归经： 入肺、肝、脾经。

用量： 3~9克。

🌀功能主治

● 天南星有燥湿化痰、祛风定惊、消肿散结的功效，用于中风痰壅、口眼㖞斜、半身不遂、癫痫、惊风、破伤风、风痰眩晕、喉痹、跌仆损伤等症。

● 天南星外用可治痈肿、蛇虫咬伤。

⚠ 服用禁忌

本品多制用，阴虚燥痰者及孕妇慎用。

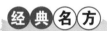

经典名方

上清丹

——《魏氏家藏方》

用法：天南星（大者，去皮）、小茴香（炒）各等分，研为细末，放少许盐，用淡醋打糊为丸，如梧桐子大。每次30丸，饭后姜汤送下。

功效：治风痰头痛不可忍。

白前

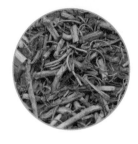

——化痰止咳，泻肺降气

名家解读

白前，长于降气，肺气壅实而有痰者宜之。若虚而长哽气者不可用。

——《本草纲目》

功能主治

●白前有泻肺降气、下痰止嗽的功效，用于肺气壅实之咳嗽痰多、气逆喘促及胃脘疼痛、小儿疳积等症。

服用禁忌

咳逆上气、咳嗽气逆，属气虚、气不归原者禁用白前。

性味: 性微温，味辛、苦。
归经: 入肺经。
用量: 3~10克。

经典名方

白前汤

——《外台秘要》

用法：紫菀、半夏（洗）各9克，白前6克，大戟（切）3克，切为末，以水1升，浸泡一夜，第二天早上煮取600毫升，分3次服用。

功效：治久患咳逆上气，体肿，气短胀满。

桔梗

——宣肺利咽，祛痰排脓

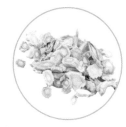

名家解读

利五脏肠胃，补血气，除寒热、风痹，温中消谷，疗喉咽痛。

——《名医别录》

功能主治

● 开宣肺气，用于咳嗽痰多、胸闷不畅、咽痛、音哑等症。

● 祛痰排脓，用于肺痈吐脓、疮疡脓成不溃等病症。

性味: 性平，味苦、辛。

归经: 入肺经。

用量: 3~10克。

! 服用禁忌

凡阴虚久嗽、气逆及咯血者，胃及十二指肠溃疡者忌服。

桔梗用量过大易致恶心呕吐。

桔梗冬瓜汤 / 疏风清热，宣肺止咳

原料 冬瓜 150 克，杏仁 10 克，桔梗 9 克，甘草 6 克，盐、酱油、油各适量。

做法 ❶将冬瓜洗净切块，用油煸炒。

❷加适量清水，下杏仁、桔梗、甘草一并煎煮后，加盐、酱油调味即成。适用于风邪犯肺型急性支气管炎患者。

桔梗甘草茶 / 化痰止咳，宣肺降气

原料 桔梗 100 克，甘草 100 克。

做法 将桔梗、甘草共制为末，细筛分包，每包 10 克。每次取 1 包，放入茶杯中，加沸水冲泡，闷 5 分钟后即可饮用。也可直接加水煎汤，去渣饮用。

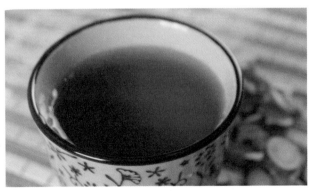

清化痰药

清热化痰药性凉，味苦、辛，能化热痰、燥痰，用于咳嗽气喘、痰黄黏稠、痰干、难咳、干咳等症。清热化痰药虽为日常用药，但不可多服，量病而取，多必伤身。

川贝母

——清热润肺，化痰止咳

名家解读

消痰，润心肺……止嗽。

——《日华子本草》

功能主治

●川贝母具有清热化痰、润肺止咳、散结消肿的功效，用于肺热燥咳、干咳少痰、阴虚劳嗽、咳痰带血等症。

服用禁忌

脾胃虚寒及寒痰、湿痰者不宜服川贝母。

川贝母与乌头不可同服。

性味：性微寒，味苦、甘。

归经：入肺、心经。

用量：3~10克；研粉冲服，一次1~2克。

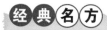

经典名方

贝母丸

——《圣济总录》

用法：川贝母（去心）、杏仁（汤浸，去皮尖，炒）各75克，甘草（炙）15克，研为细末，炼蜜丸如弹子大。含化咽津。

功效：治肺热咳嗽多痰、咽喉干。

165

川贝杏仁银耳羹 / 养阴，润肺，止咳

原料 银耳(干)20克，川贝母6克，杏仁10克，冰糖15克。

做法 ❶杏仁去皮、尖；川贝母洗净，去杂质。

❷银耳发透后去蒂根，撕成瓣状。

❸把杏仁、银耳、川贝母同放炖锅内，加入冷水300毫升，置大火上烧沸，改小火煮1小时，下入冰糖融化调匀即可。

川贝雪梨 / 清热化痰，润燥止咳

原料 雪梨300克，川贝母6克，冰糖20克。

做法 ❶雪梨去皮、切小块；川贝母冲洗干净。

❷将雪梨和川贝母放入砂煲中，加适量清水，大火煮沸后改小火炖20分钟至雪梨变成透明状，然后下入冰糖，煮至融化即可。

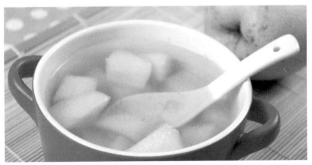

由于咳喘病情复杂，有外感内伤之别、寒热虚实之异，治法也有宣肺止咳、清肺止咳、润肺止咳、温肺止咳、泻肺止咳、补肺止咳之别。

苦杏仁
——止咳平喘，润肠通便

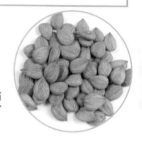

名家解读

润肺，清积食，散滞。
——《本草纲目》

功能主治

●祛痰止咳平喘，用于外感咳嗽、痰多、喘满、喉痹等症。

●通便润肠，用于肠燥便秘等症。

性味: 性微温，味苦，有小毒。

归经: 入肺、大肠经。

用量: 5~10克，生品入煎剂后下。

！服用禁忌

凡阴亏、郁火者，不宜单味药长期内服。

肺结核、支气管炎、慢性肠炎、干咳无痰等患者禁忌单味药久服。

杏仁川贝粥 / 清热化痰，止咳

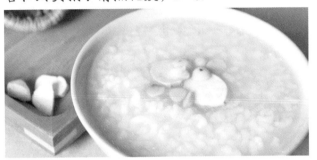

原料 粳米 100 克，苦杏仁 5 克，川贝母 6 克，冰糖适量。

做法 ❶杏仁去尖、皮，焯水烫透，备用；川贝母去泥沙，洗净。

❷粳米淘洗干净，用冷水浸泡半小时，捞出，沥干水分。

❸锅中加入约 1000 毫升冷水，将粳米、苦杏仁、川贝母放入，用大火烧沸，改小火熬煮。

❹粥将成时下入冰糖调味，再稍焖片刻即可。

苦杏仁有毒

杏仁分为甜杏仁和苦杏仁两种，苦杏仁有小毒，用量不宜过大，煎服 5~10 克为宜，婴儿慎用。

百部

—— 止咳润肺，杀虫灭虱

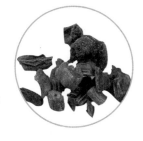

名家解读

治肺家热，上气，咳嗽，主润益肺。

——《药性论》

性味：性微温，味甘、苦。

归经：入肺经。

用量：3~9克；外用适量，水煎或酒浸。

功能主治

●润肺止咳，用于一般性咳嗽、久咳不已、百日咳及肺痨咳嗽等症。

●杀虫灭虱，用于蛲虫病及人、畜的头虱、体虱等。

服用禁忌

脾胃有热者禁用百部。

热嗽、水亏火炎者禁用百部。

百部汤
—— 《本草汇言》

用法：百部、薏苡仁、百合、麦冬各15克，桑白皮、白茯苓、沙参、黄芪、地骨皮各8克，水煎服。

功效：治久咳不已、咳吐痰涎、重亡津液，渐成肺痿。

款冬花

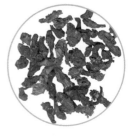

——止咳化痰，润肺下气

名家解读

润心肺，益五脏，除烦，补劳劣，消痰止咳，肺痿吐血，心虚惊悸，清肝明目及中风。

——《日华子本草》

功能主治

●开泻郁结、定逆止喘，用于肺虚气喘、气血瘀阻。

●化痰止咳、润肺祛痰，用于久咳不止、痰多、咯血等症。

服用禁忌

肺火燔灼者及阴虚劳嗽者禁用。

性味： 性温，味辛、微苦。

归经： 入肺经。

用量： 5~10克。

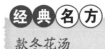

款冬花汤
——《圣济总录》

用法：款冬花100克，桑白皮（锉）、贝母（去心）、五味子、甘草（炙，锉）各25克，杏仁（去皮尖，炒，研）15克，知母5克。为粗末，每次15克，水煎，去滓温服。

功效：润肺止咳。治暴发咳嗽。

桑白皮

——泻肺平喘，利水消肿

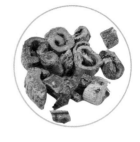

名家解读

桑白皮，长于利小水，乃实则泻其子也，故肺中有水气及肺火有余者宜之。

——《本草纲目》

性味：性寒，味甘。

归经：入肺经。

用量：6~12克。

功能主治

●泻肺平喘，用于肺热咳嗽、喘逆痰多等症。

●行水消肿，用于面目浮肿、小便不利等症。

服用禁忌

肺虚无火、小便多及风寒咳嗽者忌服。

经典名方

泻白散

——《小儿药证直诀》

用法：地骨皮、桑白皮（炒）各30克，甘草（炙）3克，为细末，入粳米一撮，水煎，饭前服用。

功效：治小儿肺盛、气急喘嗽。

171

桑皮炖兔肉 / 补中益气，利水消肿

原料 兔肉 250 克，桑白皮 20 克，盐、香油各适量。

做法 ❶将桑白皮洗净；兔肉洗净，切块备用。

❷将桑白皮和兔肉同放入砂锅，加适量清水煮至兔肉熟烂。

❸加入适量盐和香油调味即可。

桑白皮茯苓猪骨汤 / 利水化湿

原料 桑白皮 10 克，茯苓 20 克，猪骨 300 克，蜜枣 2 枚，盐适量。

做法 ❶将桑白皮、茯苓洗净后浸泡 20 分钟，蜜枣去核。

❷猪骨洗净斩件，放沸水中焯出泡沫，捞起。

❸砂煲里放入适量清水和浸泡药材的水，煮沸后，放入桑白皮、茯苓、猪骨、蜜枣，用大火煲沸后转小火煲 2.5 小时，加盐调味即可。

炒炙桑白皮不易久贮

桑白皮要贮于防潮容器内，置阴凉干燥处，防霉、防蛀；炒炙桑白皮不易久贮，容易被虫蛀。

安神类中药

安神类中药有疏肝解郁、宁心安神的功效，多用于肝郁伤神所致的失眠多梦、精神抑郁或急躁易怒、胸胁苦满或胸膈不畅、口苦目眩、舌边尖略红、苔白或微黄、脉弦等症。

根据药物来源及应用特点不同，安神药分为重镇安神药和养心安神药两类。

重镇安神药为质地沉重的矿石类物质，如朱砂、琥珀、磁石等，多用于心悸失眠、惊痫发狂、烦躁易怒等阳气躁动、心神不安的实证。

养心安神药为植物药，如酸枣仁、柏子仁、远志、合欢皮、首乌藤等，具有养心滋肝作用，用于心肝血虚、心神失养所致的心悸怔忡、失眠多梦等神志不宁的虚证，并常与补血养心药同用，以增强疗效。

中医提示

矿石、介壳类的安神药物，质地沉重，易损胃气，不宜多服久服，脾胃虚弱者更须慎用。

朱砂有毒，琥珀入煎易结块，远志能引起恶心呕吐，均应注意用量用法。

合欢皮

——安神解郁，活血消肿

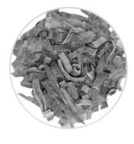

名家解读

主安五脏，和心志，令人欢乐无忧。

——《神农本草经》

功能主治

● 安神解郁，用于心神不安、心烦失眠。

● 活血消肿，用于跌打损伤、骨折疼痛、肺痈、疮肿等症。

服用禁忌

溃疡病及胃炎患者慎服合欢皮；风热自汗、外感不眠者禁服。

性味：性平，味甘。

归经：入心、肝、肺经。

用量：6~12克；外用适量，研末调敷。

经典名方

黄昏汤

——《圣济总录》

用法：黄昏（合欢皮）手掌大一片，切细，水煎，分3次服用。

功效：治咳有微热，烦满、忿怒忧郁、烦躁不眠等。

酸枣仁
——养肝宁心，安神敛汗

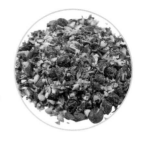

名家解读

平肝理气，润肺养阴，温中利湿，敛气止汗，益志定呵，聪耳明目。

——《本草再新》

性味： 性平，味甘、酸。
归经： 入心、肝、胆经。
用量： 10~15克。

功能主治

● 养心安神，用于虚烦失眠、心悸怔忡等症。

● 益阴敛汗，用于虚汗、自汗等症。

⚠ 服用禁忌

实邪郁火及滑泄患者慎服酸枣仁。

经典名方

酸枣仁汤
　　——《金匮要略》

用法：酸枣仁15克，知母、茯苓各10克，川芎5克，甘草3克，水煎温服。

功效：治虚劳虚烦，不得眠，心悸盗汗，头目眩晕。

养生药膳

酸枣仁夏枯草瘦肉汤 / 清热除烦，养心安神

原料 猪瘦肉250克，酸枣仁、夏枯草、花生仁、大枣各30克，盐适量。

做法 ❶将夏枯草去杂质，洗净；酸枣仁、花生仁、大枣洗净；猪瘦肉洗净，切块。

❷把全部用料（盐除外）一起放入锅内，加清水适量，大火煮沸后，改小火煮3小时，加盐调味即可。

酸枣仁粥 / 宁心安神

原料 酸枣仁10克，生地黄15克，粳米100克。

做法 将酸枣仁、生地黄水煎取汁，入粳米煮粥。用于心阴不足、心烦发热、心悸失眠。

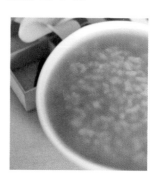

酸枣仁生熟效果不同

《本草纲目》记载：酸枣仁，甘而润，故熟用疗胆虚不得眠，烦渴虚汗之证；生用疗胆热好眠。

远志

—— 宁心安神，强志倍力

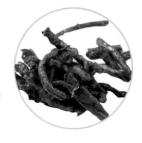

名家解读

主咳逆伤中，补不足，除邪气，利九窍，益智慧，耳目聪明，不忘，强志倍力。

——《神农本草经》

性味：性温，味苦、辛。
归经：入肺、心、肾经。
用量：3~10克。

功能主治

● 宁心安神，用于痰迷神昏、惊悸、失眠等症。

● 止咳祛痰，用于咳嗽、咳痰不爽等疾。

服用禁忌

远志性温，故心肾有火者、阴虚阳亢者慎用。

经典名方

远志单方

——《陕西中草药》

用法：远志适量，研粉，每服3克，每日2次，米汤冲服。

功效：治神经衰弱、健忘心悸、多梦失眠。

🍵 养生药膳

麦冬远志酸枣仁汤 / 宁心安神，镇静

原料 麦冬 5 克，远志 5 克，酸枣仁 15 克。

做法 将麦冬、远志、酸枣仁洗净，加水 500 毫升，煎至 200 毫升，睡前服用，连服数日，对失眠、心烦等有一定的改善作用。

远志安神鸡 / 安神定志

原料 远志 5 克，母鸡 1 只，生姜 5 片，大葱 3 段，料酒、盐各适量。

做法 ❶将远志用清水浸泡 2 小时；母鸡去内脏、去头，洗净，剁成块。

❷将鸡块焯水后冲洗干净，放入砂锅中，加入远志（浸泡的水也一起倒入）、姜片、料酒、葱段，大火煮沸后改小火煲 2 小时，加盐调味即可。

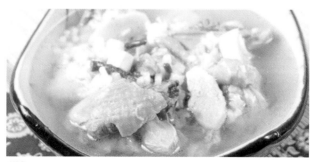

柏子仁

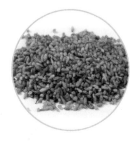

——养心安神，润肠通便

名家解读

柏子仁，性平而不寒不燥，味甘而补，辛而能润，其气清香，能透心肾，益脾胃。

——《本草纲目》

功能主治

●养心安神，用于心神失养所致的虚烦失眠、心悸怔忡、遗精、盗汗等症。

●润肠通便，用于肠燥便秘等肠疾。

服用禁忌

便溏及痰多者忌服柏子仁。

性味：性平，味甘。

归经：入心、肾、大肠经。

用量：3~10克。

经典名方

柏子丸

——《本草衍义》

用法：柏子仁、蓖麻仁、松子仁各等分，为细末，熔白蜡丸桐子大。以少黄丹汤送下，一次服用二三十丸，饭前服。

功效：主治老人虚性便秘。

养生药膳

柏子仁炖猪心 / 养心安神，补血润肠

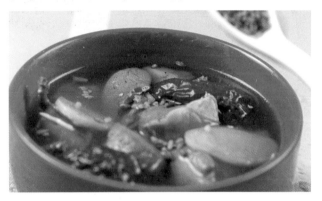

原料 柏子仁15克，猪心1个，大枣5枚，姜3片，盐适量。

做法 ①将猪心剖开洗净，切块。

②将所有原料（盐除外）放入瓦锅内，加适量水，隔水炖熟，加盐调味即可。

怎样保存柏子仁

柏子仁易走油变质，不宜暴晒，应放瓷器或玻璃容器内，置阴凉干燥处，30℃以下保存。

带壳的柏子仁保存时间可长一些，但用量应相应加大。

180

平肝息风类中药

平肝息风药多为咸寒之品，主入厥阴肝经，具有平降肝阳、止息肝风作用。根据作用不同，平肝息风药可分为平肝潜阳药和息风止痉药两类。

1 平肝潜阳药：主要用于肝阴不足，阴不维阳，肝阳亢逆于上所致的头晕头痛、耳鸣耳聋、烦躁不安，以及惊悸癫狂等症。常用药有石决明、珍珠母、牡蛎、赭石、决明子等。

2 息风止痉药：主治温热病之高热神昏、惊风抽搐，或肝血不足、筋失濡养、虚风内动，或风痰上扰、突然昏倒、抽搐，以及中风后遗症之半身不遂等症。常用药有羚羊角、山羊角、钩藤、天麻、全蝎、蜈蚣、僵蚕、地龙、蛇蜕等。此外，部分药物兼治肝火上炎所致的目赤肿痛、翳膜障睛、视物不清等症。

中医提示

此类药中的动物甲壳、矿物药质地坚硬，煎药时应打碎先煎。虫类药物多有毒，不宜过量。

孕妇应忌用或慎用此类药物。

石决明

——平肝潜阳，清肝明目

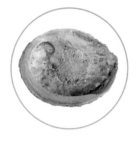

名家解读

主青盲内障，肝肺风热，骨蒸劳极。

——《海药本草》

性味：性寒，味咸。

归经：入肝经。

用量：6~20克，先煎。

功能主治

●平抑肝阳，用于肝阳上亢之头目眩晕，以及肝火上炎之目赤肿痛等症。

●清肝明目，用于视物障碍、青光眼等，为治疗眼疾的要药。

服用禁忌

脾胃虚寒者慎服，消化不良、胃酸缺乏者禁服。

经典名方

石决明散

——《圣济总录》

用法：石决明、羌活（去芦头）、草决明、菊花各50克，甘草（炙，锉）25克，捣细末，罗为散，每次5克，水煎服。

功效：治风毒气攻入头，眼昏暗，以及头目不利。

石钩天牛栀子茶 / 平肝清热

原料 石决明 20 克，钩藤、天麻、川牛膝、栀子各 10 克，绿茶 6 克。

做法 将石决明捣碎，用 600 毫升水煮沸 20 分钟，再加入钩藤、天麻、川牛膝和栀子同煮 15 分钟，然后取沸汤冲泡绿茶即可。适用于口舌㖞斜、半身不遂、头晕头痛、心烦易怒、口苦咽干等属肝阳上亢者。

石决明菊杞饮 / 清热明目，治眩晕

原料 石决明 20 克，白菊花、枸杞子、桑叶各 10 克。

做法 将以上原料冲洗干净，加水 500 毫升，煎煮 15 分钟，去渣取汁服用。

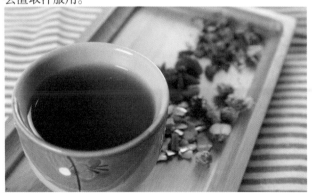

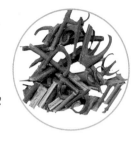

钩藤

——息风止痉，平肝清热

名家解读

大人头旋目眩，平肝风，除心热，小儿内钩腹痛，发斑疹。

——《本草纲目》

性味：性凉，味甘。
归经：入肝、心包经。
用量：3~12克。

功能主治

●平肝息风，用于肝火头胀及肝阳上亢所致诸症，如头痛、头晕、眼花等。

●息风镇痉，用于热病高热、肝风内动、惊痫抽搐及妇女子痫等症。

服用禁忌

无火者、体虚盗汗者勿服钩藤。

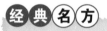

延龄散

——《太平圣惠方》

用法：钩藤100克，硝石25克，甘草5克（炙微赤，锉），捣细，罗为散。每服3克，温水送下，1日3次。量孩子大小，加减服之。

功效：治小儿惊热。

天麻

——平肝息风，通络止痛

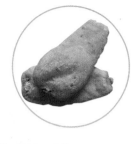

🌀 名家解读

主恶气，久服益气力，长阴肥健。

——《神农本草经》

性味：性平，味甘。

归经：入肝经。

用量：3~10克。

🦴 功能主治

●平抑肝阳，用于肝阳上亢之眩晕以及风痰为患引起的眩晕。

●息风行气，用于热病动风、惊痫抽搐等症。

●通络止痛，用于头痛、痹痛、肢体麻木等症。

⚠ 服用禁忌

气血虚甚者慎服天麻。

经典名方

天麻酒

——《十便良方》

用法：天麻（切）、牛膝、附子、杜仲各50克，为细末，用好酒1500毫升，浸7日，每次温饮一小杯。

功效：治妇人风痹，手足不遂。

天麻炖鸡 / 平肝息风，大补元气

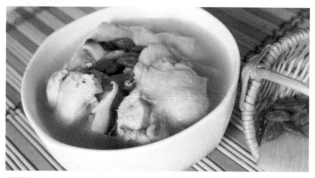

原料 天麻片10克，人参5克，枸杞子15克，香菇25克，老母鸡1只。

做法 ①将老母鸡收拾干净，去头、爪、内脏；天麻、人参、枸杞子洗净；香菇洗净泡发。

②将天麻、人参、枸杞子装入鸡腹内。将整鸡和香菇放入高压锅，加适量水炖熟后，食肉，喝汤。

天麻可降压

研究表明，天麻能增加脑血流量，降低脑血管阻力，轻度收缩脑血管，增加冠状血管流量；能降低血压，减慢心率，对心肌缺血有保护作用。

全蝎

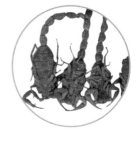

——息风止痉，解毒散结

名家解读

治大人癥疝，耳聋，疝气，诸风疮，女人带下，阴脱。

——《本草纲目》

性味：性平，味辛，有毒。

归经：入肝经。

用量：3~6克。

功能主治

●全蝎有息风镇痉、攻毒散结、通络止痛的功效，用于小儿惊风、抽搐痉挛、中风口㖞、半身不遂、破伤风、风湿顽痹、偏正头痛、疮疡瘰疬等症。

服用禁忌

血虚生风者及孕妇禁服。

经典名方

牵正散

——《杨氏家藏方》

用法：僵蚕、全蝎（去毒）、白附子各等分，研为细末，每服5克，热酒调和送下。

功效：治中风、口眼㖞斜、半身不遂。

僵蚕

——息风止痉，祛风止痛

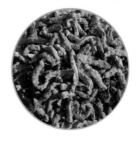

名家解读

主小儿惊痫、夜啼，去三虫，灭黑，令人面色好，男子阴疡病。

——《神农本草经》

性味：性平，味咸、辛。

归经：入肝、肺、胃经。

用量：5~10克。

功能主治

●息风解痉，用于肝风内动引起的头痛、眩晕、抽搐等症。

●化痰散结，用于颈部淋巴结肿大、扁桃体炎、腮腺炎等。

服用禁忌

心虚不宁、血虚生风者慎服僵蚕。

经典名方

僵蚕丸

——《圣济总录》

用法：僵蚕（炒）、乌头（炮裂，去皮，去脐）各50克，蜈蚣（炙）25克，捣碎，罗为细末，酒面煮糊为丸，如梧桐子大小，每次服用10丸，薄荷酒送下，1日3次。

功效：治瘫痪、手足不遂，言语不清。

温里类中药

凡能温里祛寒，用以治疗里寒证的药物，称为温里药，又称祛寒药。

温里药性偏温热，具有温中祛寒及益火扶阳等作用，适用于里寒证。即是《黄帝内经》所说的"寒者温之"的意义。

所谓里寒，包括两个方面：一为寒邪内侵，阳气受困，而见呕逆泻利、胸腹冷痛、食欲不佳等脏寒证，必须温中祛寒，以消阴翳；二为心肾阳虚，阴寒内生，而见汗出恶寒、口鼻气冷、厥逆脉微等亡阳证，必须益火扶阳，以除厥逆。

中医提示

温里药药性温燥，容易耗损阴液，故阴虚火旺、阴液亏少者慎用；个别药物孕妇亦应忌用。夏季天气炎热，或素体火旺，剂量宜酌量减小。

某些药物，如附子、肉桂等，应用时必须注意用量、用法及注意事项。

附子

——回阳救逆，温肾助阳

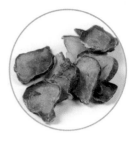

名家解读

附子，回阳气，散阴寒，逐冷痰，通关节之猛药也。

——《本草汇言》

性味： 性大热，味辛、甘，有毒。

归经： 入心、肾、脾经。

用量： 3~15克，先煎，久煎。

功能主治

●回阳救逆，用于畏寒、肢冷、脉微欲绝之虚脱。

●补益阳气，凡阳气不足者均可用之，尤补肾阳。

●祛寒止痛，用于寒邪内侵之胃腹疼痛、泄泻、痹痛。

服用禁忌

阴虚阳亢者、孕妇慎用。

附子忌半夏、瓜蒌、天花粉、川贝母、浙贝母、白蔹、白及。

经典名方

回阳散

——《济生方》

用法：附子3枚（炮裂，去皮脐），为末，每服15克，用姜汁半杯、冷酒半杯，调服。脐下觉暖即止。

功效：治阴毒伤寒，面青，四肢厥逆，腹痛身冷，一切冷气。

干姜

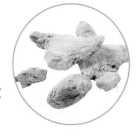

——温中散寒，回阳通脉

名家解读

治风，下气，止血，宣诸络脉，微汗。

——《唐本草》

功能主治

●干姜有温中散寒、回阳通脉、燥湿消痰、温肺化饮的功效，用于脘腹冷痛、呕吐、泄泻、亡阳厥逆、寒饮喘咳、寒湿痹痛等症。

服用禁忌

阴虚内热、血热妄行者禁服干姜。

孕妇慎服干姜。

性味： 性热，味辛。

归经： 入脾、胃、肾、心、肺经。

用量： 3~10克。

经典名方

通脉四逆汤

——《伤寒论》

用法：附子1枚（生用，去皮，破八片），甘草6克（炙），干姜9克，以水3升，煮取1.2升，去滓，温服。

功效：主治少阴病、下利清谷、里寒外热等症。

191

养生药膳

干姜羊肉汤 **|** 温里，散寒，补虚

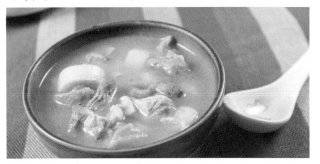

原料 羊肉(瘦)150 克，干姜 10 克，大葱 2 段，花椒粉、盐各少许。

做法 ❶将羊肉切块，用沸水焯一下，捞起洗净。

❷将羊肉块与干姜、葱段一同放入汤煲中，加适量水，大火煮沸，改小火炖 2 小时至肉烂。

❸调入盐、花椒粉，略煮即可。

干姜与生姜

生姜在制作干姜的过程中，挥发油等成分大量丢失，所以干姜与生姜的药性有比较大的差异。如用于止呕、解热、解毒，用生姜；用于温中回阳，则用干姜。

肉桂

——补火助阳，散寒止痛

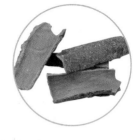

名家解读

主上气咳逆，结气喉痹，吐吸，利关节，补中益气。
——《神农本草经》

性味： 性大热，味辛、甘。
归经： 入肾、脾、心、肝经。
用量： 1~5克。

功能主治

●温中止痛。肉桂能散深寒、通血脉，用于脘腹冷痛、虚寒痛经等症。

●消食顺气。肉桂能刺激胃肠黏膜，促进胃液分泌，有助于消化，可解除胃肠痉挛，消除胃肠积气。

服用禁忌

孕妇、实热证及阴虚火旺者慎用肉桂。

经典名方

桂心散
——《太平圣惠方》

用法： 肉桂、高良姜（锉）、当归（锉，微炒）各50克，草豆蔻（去皮）75克，厚朴（去粗皮，涂生姜汁，炒令香熟）100克，人参（去芦头）50克，捣筛为散，每服15克，水煎，去滓热服。

功效： 治冷气攻心之腹痛、多呕、不欲饮食。

肉桂鸡肝 / 温补心肾，健脾暖胃

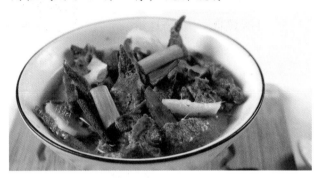

原料 鸡肝 100 克，肉桂 5 克，葱段、姜片、料酒、盐各适量。

做法 ① 将鸡肝洗净，切成四块；肉桂洗净，切成小块，与鸡肝一并放在大碗内，酌加适量葱段、姜片、盐、料酒和清水。

② 将碗放入锅内，隔水，用大火蒸 20 分钟，至鸡肝熟烂即可。

肉桂妙用

取肉桂 3 克，研细末，1 日 2 次，温水送服，可治疗胃胀、胃寒痛。

吴茱萸

—— 温中止痛，降逆止呕

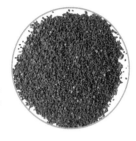

名家解读

主温中下气，止痛，咳逆寒热，除湿血痹，逐风邪，开腠理。

——《神农本草经》

功能主治

●温中理气、降逆止呕，用于呕逆吞酸、五更泄泻、厥阴头痛、脏寒吐泻、脘腹胀痛、脚气、疝气等症。

●止痛，用于牙痛、经行腹痛、胃腹冷痛、寒疝少腹痛等。

服用禁忌

阴虚火旺者忌服吴茱萸。

性味: 性热, 味辛、苦, 有小毒。
归经: 入肝、脾、胃、肾经。
用量: 3~8克。

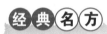

吴茱萸汤

——《金匮要略》

用法: 吴茱萸（汤洗）3克, 人参6克, 生姜18克, 大枣4枚。以水1升, 煮取400毫升, 去滓, 温服100毫升, 日服3次。

功效: 治胃中虚寒, 食谷欲呕, 胸膈满闷, 或胃脘痛; 厥阴头痛, 干呕吐涎沫; 少阴吐利, 手足逆冷, 烦躁欲死。

195

小茴香

——理气止痛，调中和胃

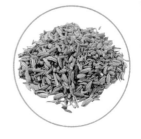

名家解读

主膀胱、肾间冷气及盲肠气，调中止痛，呕吐。

——《开宝本草》

性味：性平，味甘、辛。

归经：入肝、肾、脾、胃经。

用量：5~10克。

功能主治

●散寒止痛，用于胃腹冷痛、睾丸偏坠等症。

●理气和中，用于胃寒呕吐、食欲减退之症。

服用禁忌

阴虚火旺者不宜服用。

经典名方

导气汤

——《医方集解》

用法：川楝子12克，木香9克，小茴香6克，吴茱萸3克，水煎服。

功效：治寒疝疼痛。

胡椒

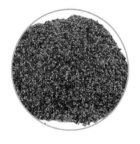

——温中散寒，祛痛止泻

名家解读

主下气，温中，去痰，除脏腑中风冷。

——《唐本草》

性味：性热，味辛。

归经：入胃、大肠经。

用量：0.6~1.5克，研粉吞服。

功能主治

● 胡椒有温中散寒的功效，用于胃寒呕吐、腹痛泄泻等症。

服用禁忌

阴虚有火者忌服胡椒。

经典名方

二拗散

——《圣济总录》

用法：胡椒、朴硝各50克，研为细散，温汤调下，每次5克，日服2次。

功效：治小肠淋，沙石难出、疼痛。

197

胡椒牛肉汤 / 温胃散寒，理气

原料 牛肉（肥瘦）500 克，胡椒 10 克，大料 1 个，盐适量。

做法 ❶牛肉切除筋膜，洗净，切大块；胡椒、大料洗净。

❷全部材料（盐除外）放入砂煲内，大火煮沸，改小火煲 2 小时，加盐调味即可。

胡椒猪肚 / 温胃健脾，降逆止呕

原料 猪肚 200 克，白胡椒 15 克，盐适量。

做法 ❶将猪肚以粗盐擦洗干净，然后在开水中煮 10 分钟捞起，并用冷水洗净。

❷将白胡椒洗净并研碎，放入猪肚，并在其中加入少许清水，将猪肚扎紧。

❸将猪肚放入锅中，倒入适量清水，以大火煮沸，转用小火煮 2 小时，加盐调味即可。

 黑胡椒与白胡椒

黑胡椒与白胡椒为同种植物果实的不同制品，两者都可做调味品，但白胡椒也做药用，做调味品一般多用黑胡椒。

丁香

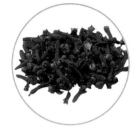

——温中降逆，温肾助阳

名家解读

温脾胃，止霍乱。（治）
壅胀，风毒诸肿，齿疳䘌。

——《开宝本草》

性味：性温，味辛。

归经：入肺、胃、脾、肾经。

用量：1~3克，内服或研末外敷。

功能主治

●散寒、温中、降逆，用
于胃腹冷痛、呃逆、呕吐
等症。

●温肾助阳，用于肾阳不
足及寒湿带下等症。

服用禁忌

丁香性温，胃热呕呃者
不宜用。

热病及阴虚内热者忌服
丁香。

丁香不能与郁金香同用。

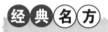

丁香散

——《三因极一病证方论》

用法：丁香、柿蒂
各10克，甘草（炙）、
良姜各5克，研为细末，
每服6克，用热汤调下，
趁热服，不拘时。

功效：治胃寒呃逆、
呕吐。

丁香焖鸭 / 温中散寒，健胃止痛

原料 鸭 500 克，丁香、肉桂、砂仁、草豆蔻各 5 克，陈皮 3 克，生姜、葱白、盐、白砂糖、酱油、料酒、油各适量。

做法 ❶将丁香、肉桂、草豆蔻、陈皮、砂仁洗净，用水浸泡，并煎取药汁。

❷鸭去肠脏，洗净沥干。

❸起油锅，用生姜、葱白爆香鸭，加入药汁，加酱油、料酒、盐、白砂糖适量，焖至鸭肉熟即可。

丁香排骨 / 温胃补肾

原料 排骨 300 克，丁香 10 克，白糖、盐、料酒、红曲米各适量。

做法 将排骨氽过后，捞出洗净，放入砂锅中，加适量水，下入白糖、盐、料酒、红曲米、丁香，煮至排骨熟汁浓即可。

 丁香也可做调味品

丁香不仅是一味中药，也是很好的调味品，可以芳香开胃、增进食欲。

理气类中药

　　理气类中药主要用于治疗"气滞"引起的胸腹疼痛等症候。根据理气药的归经部位及治疗作用的不同，可分为理脾和胃药、疏肝解郁药、疏肝和胃药、通宣理肺药四类。

　　1 理脾和胃药：主要用于饮食不节，或思虑过度所致的脾胃气滞胀痛、嗳气吞酸、不思饮食等。常用药有陈皮、枳实、木香、沉香、柿蒂、厚朴等。

　　2 疏肝解郁药：主要用于情志失调所致胁肋胀痛、烦躁易怒、经闭痛经、乳房胀痛等。常用药有香附、青皮等。

　　3 疏肝和胃药：主要用于肝胃气滞所致的胸胁胃脘痛、恶心呕吐、不思饮食等。常用药有佛手、香橼、青木香等。

　　4 通宣理肺药：主要用于外邪犯肺、肺失宣降等所致的胸闷作痛、喘息等。常用药有橘红等。

中医提示

　　本类药物大多辛温香燥，易耗气伤阴，故气弱阴虚者慎用。

　　本类药物中行气力强之品易伤胎气，孕妇慎用。

　　本类药物大多含有挥发油成分，不宜久煎，以免影响药效。

青皮

——疏肝破气，消积化滞

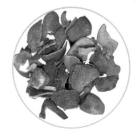

名家解读

主气滞，下食，破积结及膈气。

——《本草图经》

性味： 性温，味苦、辛。

归经： 入肝、胆、胃经。

用量： 3~10克。

功能主治

●青皮有疏肝破气、消积化滞的功效，用于胸胁胀痛、疝气、乳腺增生、乳腺炎、食积腹痛、久痢久疟等症。

服用禁忌

有汗者、气虚者、老弱虚赢者禁用。

经典名方

青皮丸

——《方脉正宗》

用法： 青皮（酒炒）40克，白芥子、紫苏子各20克，龙胆、当归尾各15克。共研为末，每日早晚各15克，韭菜煎汤调下。

功效： 治肝气不和，胁肋刺痛如击如裂。

陈皮

——理气健脾，燥湿化痰

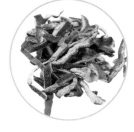

名家解读

能散能泻，能温能补，能消膈气，化痰涎，和脾止嗽，通五淋。

——《日用本草》

功能主治

陈皮具有理气健脾、调中、燥湿、化痰的功效。

主治：

●脾胃气滞之脘腹胀满或疼痛、消化不良。

●湿浊中阻之胸闷腹胀、纳呆便溏。

●痰湿壅肺之咳嗽气喘。

性味：性温，味辛、苦。

归经：入脾、肺经。

用量：3~10克。

! 服用禁忌

气虚体燥、阴虚燥咳、吐血及内有实热者慎服。

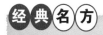

宽中丸

——《本草纲目》

用法：陈皮200克，白术100克，研成粉末，加黄酒做成丸子。每顿饭前服用30克。

功效：健胃理气。治脾胃不调，腹部胀满。

203

养生药膳

陈皮瘦肉粥 / 健脾开胃，理气止痛

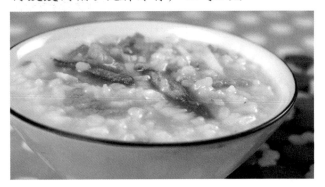

原料 陈皮 9 克，猪瘦肉 50 克，大米 100 克，生姜 10 克，盐 3 克。

做法 ❶把陈皮润透切片；生姜去皮切丝；猪瘦肉洗净，切成细丝；大米淘洗干净。

❷把大米放入锅内，加入陈皮、适量清水，用大火烧沸，加入猪瘦肉丝、生姜丝、盐，再用小火煮 45 分钟即成。

> ### 药食同源之物
> 本品为芸香科植物橘及其栽培变种的干燥成熟果皮，分"陈皮"和"广陈皮"。陈皮是不可多得的药食同源、食养俱佳的著名地方特产，也是广东道地药材之一。

香附

——疏肝理气，调经止痛

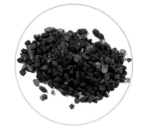

🌿 名家解读

散时气寒疫，利三焦，解六郁，消饮食积聚，痰饮痞满……妇人崩漏带下，月候不调。

——《本草纲目》

🌿 功能主治

香附具有理气解郁、调经止痛的功效，主治肝气郁结之胁肋胀痛、乳房胀痛、疝气疼痛、月经不调；脘腹痞满疼痛、嗳气吞酸、呕恶；经行腹痛、崩漏带下等。

❗ 服用禁忌

阴虚者慎用，胃气虚者禁用。

性味: 性平，味辛、微苦、微甘。

归经: 入肝、脾、三焦经。

用量: 6~10克。

经典名方

越鞠丸

——《丹溪心法》

用法：苍术、香附、川芎、神曲、栀子各100克，混合磨成粉，用水调成小药丸，如绿豆大，每天2次，每次6~9克，温开水送服。

功效：治气郁所致胸膈痞闷、脘腹胀痛、恶心呕吐、饮食不消等症；缓解各种精神抑郁。

205

香附麦片粥 / 安神理气

原料 燕麦片 100 克，芸豆 75 克，香附 10 克。

做法 ❶将芸豆洗净，浸泡 4 小时后捞出；香附洗净备用。

❷锅中倒入 4 杯水，放入香附煮开，后转中火熬煮至汤汁剩 3/4 时滤出汤汁备用。

❸将燕麦片、芸豆放入锅中，倒入汤汁煮开，转小火煮熟即可。

香附牛肉汤 / 疏肝理气

原料 香附 10 克，牛肉 200 克，盐适量。

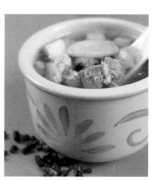

做法 将牛肉切小块，与香附一起放入砂锅中，加适量水，大火煮沸，撇去浮沫，转小火煮 1 小时，加入盐调味即可食用。

香附与附子

香附为莎草科植物莎草的干燥根茎，也称香附子。附子为毛茛科植物乌头块根的加工品。前者理气解郁、调经止痛；后者回阳救逆、温补脾肾、散寒止痛。

木香

——行气止痛，健脾消食

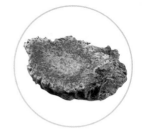

名家解读

主邪气，辟毒疫，强志，主淋露。

——《神农本草经》

性味：性温，味辛、苦。

归经：入脾、胃、三焦、胆、大肠经。

用量：3~6 克。

功能主治

● 行气止痛，用于脾胃气滞所致的脘腹胀痛、食少呕吐。

● 理气疏肝，用于肝胆气滞引起的胁痛。

● 健脾消滞，用于腹痛、腹泻、里急后重。

服用禁忌

阴虚者慎用，胃气虚者禁用。

经典名方

木香酒

——《简便单方》

用法：木香 3 克，研成粉末，用温水磨成浓汁，入温黄酒 30 毫升调服。

功效：对一切气逆症状有效。

陈皮木香肉片汤 / 行气止痛，温中健脾

原料 猪瘦肉200克，陈皮、木香各6克，当归10克，生姜、盐、淀粉、油各适量。

做法 ❶将猪瘦肉洗净切成片，加盐和淀粉调匀；生姜切片。

❷锅内放油烧热，放入姜片和肉片，加清水烧开后，放入陈皮、木香、当归，加盐调味，稍煮即可。

陈皮木香烧肉 / 开胃，止呕

原料 猪瘦肉200克，陈皮3克，木香5克，盐、油各少许。

做法 ❶先将陈皮、木香焙脆，研末；猪瘦肉切片备用。

❷在锅内放油少许，烧热后放入猪肉片，炒片刻，放适量清水烧熟。

❸待肉片熟时放陈皮、木香末及盐，搅匀后略煮即可。

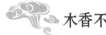 **木香不宜久煎**

木香由于气味芳香，挥发性强，所以不宜久煎，一般后下，否则会降低其功效。

玫瑰花

——理气行血，祛风止痛

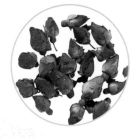

名家解读

主利肺脾、益肝胆，
食之芳香甘美，令人神爽。
——《日用本草》

性味: 性温，味甘、微苦。

归经: 入肝、脾经。

用量: 3~6克。

功能主治

●玫瑰花有行气解郁、和
血止痛的功效，用于肝胃
气痛、食少呕恶、月经不调、
跌仆伤痛等症。

服用禁忌

阴虚有火者忌服玫
瑰花。

经典名方

玫瑰茶

——《本草纲目拾遗》

用法: 玫瑰花阴
干，冲汤代茶服。

功效: 治肝胃气痛。

玫瑰益母茶 / 理气行血，散瘀止痛

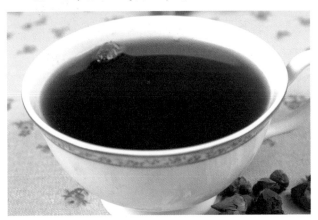

原料 玫瑰花 6 克，益母草 30 克，红糖 15 克。

做法 将玫瑰花和益母草加水煎煮 10 分钟，加入红糖略煮即可。分 3 次服。能调血和冲，用于月经不调、痛经、闭经、水肿尿少等。

 玫瑰花能美容

　　玫瑰花含有多种营养成分，对某些皮肤病有很好的疗效，长期使用能缓解痤疮和粉刺，使面部皮肤光滑柔嫩，对面部黄褐斑也有一定作用。

佛手

——疏肝理气，和胃止痛

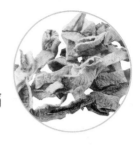

名家解读

煮酒饮，治痰气咳嗽。煎汤，治心下气痛。
——《本草纲目》

性味: 性温，味辛、苦、酸。

归经: 入肝、脾、胃、肺经。

用量: 3~10克。

功能主治

●佛手有疏肝理气、健脾和胃的功效，用于肝胃气滞之胸胁胀痛、胃脘痞满、食少呕吐等症。

服用禁忌

阴虚火旺、气虚或无气滞者慎用佛手。

经典名方

佛手粥
——《宦游日札》

用法: 佛手10克，煎汤去渣，再入粳米75克、冰糖少许，同煮为粥。

功效: 健脾养胃，理气止痛。

211

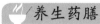 养生药膳

佛手酒 **/** 疏肝解郁，理气和中

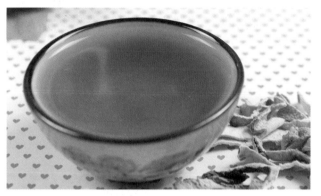

原料 佛手 30 克，白酒 500 克。

做法 ❶佛手洗净，用清水润透回软后切约 1 厘米见方的小块，待风吹略收水气后下入坛内，注入白酒，封闭浸泡。

❷每隔 5 天搅拌 1 次，10 天后开坛滤去药渣，即可饮用。

 疏肝和胃佛手茶

将佛手轧碎成粗末，每次 10 克，泡水代茶饮。具有疏肝和胃之功效，可用于肝郁气滞之口疮。

消食类中药

消食类中药主要适用于食积停滞所致的脘腹胀满、嗳气泛酸、恶心呕吐、不思饮食、泄泻或便秘等症。

本类药物的使用，常根据不同病情而配伍其他药物。如脾胃虚弱者，可配健胃补脾药；脾胃有寒者，可配温中暖胃药；湿浊内阻者，可配芳香化湿药；气滞者，可配理气药；便秘者，可配通便药；若积滞化热，则当又配苦寒清热药。

消食药均能消食化积，然性能又有不同，应根据不同症状和原因，选择恰当药物进行治疗。一般食积停滞，常用山楂、六曲；症情较重者宜用鸡内金，轻者多用麦芽、谷芽等。油腻肉积宜用山楂；米面食积宜用麦芽。至于食积腹泻，又当用焦山楂；兼见气滞，当用莱菔子等。

神曲

——消食和胃，健脾调中

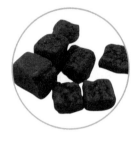

名家解读

化水谷宿食，症结积滞，健脾暖胃。

——《药性论》

功能主治

● 神曲有消食和胃的功效，消食之力较强，且可健胃和中，适用于各种食积不消、脘闷腹胀、消化不良及泄泻等症，常与山楂、麦芽等配伍应用。

服用禁忌

脾阴不足、胃火盛者慎服神曲。孕妇应少用。

性味：性温，味甘、辛。

归经：入脾、胃经。

用量：15~20克。

经典名方

消食丸
——《太平惠民和剂局方》

用法：乌梅（去核，焙干）、干姜（炮）各200克，麦芽（炒黄）150克，神曲（捣末，炒）300克，研为末，炼蜜成丸，如梧桐子大，每服15~20丸，米汤送下，1日2次。

功效：治脾胃俱虚不能消化水谷，腹胁时胀，口苦无味，虚羸少气。

山楂

—消食化积，散瘀行滞

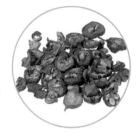

🐾 名家解读

化食积，行结气，健胃宽膈，消血痞气块。

——《日用本草》

性味： 性微温，味酸、甘。

归经： 入脾、胃、肝经。

用量： 9~12克（干）。

🐾 功能主治

● 消食化积，用于肉食积滞、胃脘胀满、泻痢腹痛等病症。

● 散瘀驱虫、行气止痛，用于泻痢、肠风、腰痛、产后瘀阻、瘀血经闭、心腹刺痛、疝气疼痛等症。

经典名方

消食方

——《丹溪心法》

用法：山楂、白术各200克，神曲100克，为细末，蒸饼丸，如梧桐子大小，每服70丸。

功效：治一切食积。

⚠ 服用禁忌

胃肠功能弱者慎食山楂。孕妇不宜食用。

空腹或消化性溃疡患者不宜多食。中气不足者，尤其是食用人参等补气药者慎食山楂。

215

养生药膳

山楂粥 / 开胃消食

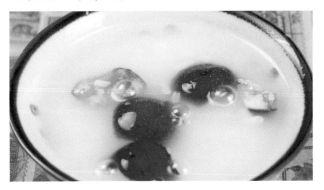

原料 新鲜山楂 100 克，糯米 50 克。

做法 ❶将新鲜山楂洗净，去籽，掰成小块。

❷糯米洗净煮粥。

❸待粥快煮成时放入山楂，继续煮至粥熟即可。

贪吃山楂伤肠胃

山楂是小儿积食最常用、最有效、最安全的药食同源的食物，但是尽量不要直接让孩子吃山楂，可以用泡水、吃山楂片等相对温和的方式，以减少对肠胃的刺激，但均不宜多用。

鸡内金

——运脾消食，防治结石

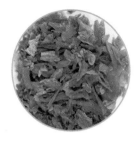

名家解读

宽中健脾，消食磨胃。治小儿乳食结滞，肚大筋青，痞积疳积。

——《滇南本草》

性味：性平，味甘。

归经：入脾、胃、小肠、膀胱经。

用量：3~10克。

功能主治

●消积化滞、健脾开胃，用于食积胀满、呕吐反胃、泻痢、疳积、消渴、遗尿、喉痹乳蛾、牙疳口疮等症。

服用禁忌

鸡内金常研末服，比入煎剂为好。

忌空腹服用鸡内金。

经典名方

益脾饼

——《医学衷中参西录》

用法：熟枣肉250克，白术200克，干姜、鸡内金各100克。白术、鸡内金研细焙熟，干姜研细，和枣肉同捣如泥，做小饼，炭火炙干。空腹当点心嚼。

功效：治脾胃湿寒、饮食减少、食物不化、泄泻。

鸡内金陈皮粥 / 健胃祛石

原料 糯米 50 克, 鸡内金、陈皮各适量。

做法 将鸡内金、陈皮同研细末, 用小火先煎约半小时, 加入糯米煮成稠粥。每日分 2 次空腹食用。

鸡内金赤豆粥 / 健胃, 利水

原料 赤小豆 40 克, 粳米 30 克, 鸡内金 20 克, 白糖适量。

做法 ❶将鸡内金炒熟研粉, 赤小豆、粳米洗净。

❷把赤小豆、粳米放入锅内, 放清水适量, 大火煮沸后, 改小火煮粥, 粥成放鸡内金粉、白糖适量, 拌匀再煮沸即可。

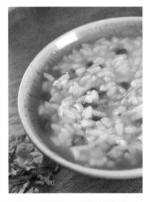

鸡内金最宜小儿消化不良

鸡内金药性平和, 也没有不良气味, 最适合小儿消化不良者服用。取鸡内金 15 克, 焙干, 研末冲服即可, 稍大的小儿可以煮粥食用。

麦芽

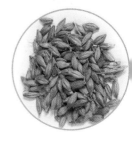

——行气消食，健脾开胃

名家解读

消化宿食，破冷气，去心腹胀满。

——《药性论》

性味：性平，味甘。

归经：入脾、胃经。

用量：10~15克；回乳，炒用60克。

功能主治

●行气消食、健脾开胃，用于食积不消、脘腹胀痛、脾虚食少等症。

●退乳消胀，用于妇女断乳前后乳汁淤积、乳房胀痛等。

服用禁忌

麦芽有回乳作用，哺乳期女性不宜服用。

经典名方

消谷丸
——《杂病源流犀烛》

用法：神曲180克，炒乌梅肉、炮姜各120克，麦芽90克，研为细末，和蜜成小丸，如黄豆粒大。每次用米汤送下50丸，日服3次。

功效：治脾胃虚弱，不能消化水谷，胸膈痞闷。

麦芽肉片汤 / 理气行滞

原料 麦芽 150 克，猪瘦肉 240 克，蜜枣 30 克，生抽、料酒、盐各适量。

做法 ❶麦芽用锅炒至微黄；蜜枣洗净；猪瘦肉用水洗净抹干，切片，加入生抽、盐、料酒腌透入味。

❷将蜜枣、炒麦芽放入煲滚的水中，煲 45 分钟，放入猪瘦肉，滚至猪瘦肉熟透，加盐调味即可。

麦芽陈皮粥 / 理气行滞

原料 陈皮 12 克，麦芽 30 克，粳米 60 克。

做法 将陈皮、麦芽冲洗干净，加适量水煎煮 10 分钟，取汁，与洗净的粳米同煮粥食用。

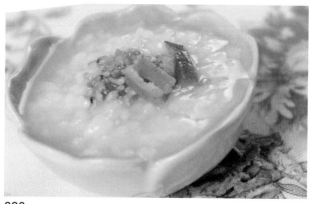

莱菔子

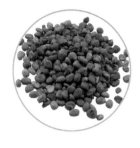

——消食导滞，降气化痰

名家解读

化痰除风，散邪发汗。

——《本草再新》

性味：性平，味辛、甘。

归经：入肺、脾、胃经。

用量：3~15克。

功能主治

●莱菔子有消食导滞、降气化痰的功效，用于食积气滞、脘腹胀满、腹泻、下痢后重、咳嗽多痰、气逆喘满等症。

服用禁忌

气虚者慎服莱菔子。

经典名方

保和丸

——《丹溪心法》

用法：山楂300克，半夏、茯苓各150克，神曲100克，陈皮、连翘、莱菔子各50克，研为末，加蜂蜜制成丸，如梧桐子大，每服20丸。

功效：治一切食积。

谷芽

——消食和中，健脾开胃

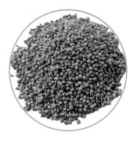

名家解读

快脾开胃，下气和中，消食化积。

——《本草纲目》

性味：性温，味甘。
归经：入脾、胃经。
用量：10~20克。

功能主治

●谷芽有健脾开胃、和中消食的功效，用于宿食不化、胀满、泄泻、不思饮食等症。

服用禁忌

不宜多食。

经典名方

谷神丸

——《澹寮方》

用法：谷芽200克，研为末，加姜汁、盐少许，和做饼，焙干；加入炙甘草、砂仁、白术（麸炒）各50克，研为末。每服20~30克。

功效：治宿食停积，不欲饮食。

泻下类中药

泻下类中药具有通导大便、排除胃肠积滞、荡涤实热、攻逐水饮等作用，主要用于大便不通、腹满腹痛、恶心呕吐、水饮停聚等实证。

根据泻下程度的不同，一般可分攻下药、润下药和峻下逐水药三类。

1 攻下药：适用于大便燥结、宿食停积、实热壅滞等症。常用药有大黄、芒硝、番泻叶。

2 润下药：多为植物的种仁或果仁，富含油脂，具有润滑作用，适用于一切血虚津枯所致的便秘。常用药有火麻仁、郁李仁、蜂蜜。

3 峻下逐水药：能引起剧烈腹泻，适用于水肿、胸腹积水、痰饮结聚、喘满壅实等。本类药多具有毒性，用时必须慎重。常用药有甘遂、芫花、巴豆、牵牛子。

中医提示

攻下药和峻下逐水药作用较猛，奏效迅速，但易伤正气，久病正虚、年老体弱者以及妇女胎前产后、经期均禁用。

峻下逐水药多具有毒性，食用时必须慎重。

大黄

——攻积导滞，凉血解毒

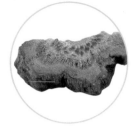

名家解读

主治下痢赤白，里急腹痛，小便淋沥，实热燥结，潮热谵语，黄疸，诸火疮。

——《本草纲目》

功能主治

●泻热通肠，用于实热便秘、积滞腹痛、泻痢不爽、湿热黄疸等症。

●凉血解毒，用于血热吐衄、目赤、咽肿、肠痈腹痛、痈肿疔疮等症。

服用禁忌

凡表证未罢，血虚气弱，脾胃虚寒，无实热、积滞、瘀结者，以及妇女胎前、产后，均应慎用大黄。

性味：性寒，味苦。

归经：入脾、胃、大肠、肝、心包经。

用量：3~15克，用于泻下不宜久煎；外用适量，研末敷于患处。

经典名方

雪煎方

——《太平圣惠方》

用法：川大黄（锉碎，微炒）30克，捣细罗为散，用水200毫升，煎如膏，每服不计时候，以冷水调半匙服之。

功效：治热病狂语及诸黄。

芒硝

——软坚泻下，清热泻火

名家解读

主五脏积聚，久热胃闭，除邪气，破留血，腹中痰实结搏，通经脉，利大小便及月水，破五淋，推陈致新。

——《名医别录》

功能主治

●芒硝有泻热、润燥、软坚的功效，用于实热积滞、腹胀便秘、痰停积聚、目赤障翳、丹毒、痈肿等症。

服用禁忌

脾胃虚寒者及孕妇忌服芒硝。不宜与硫黄、三棱同用。

性味：性寒，味辛、苦、咸。

归经：入胃、大肠经。

用量：6~12克，一般不入煎剂，待汤剂煎得后，溶入汤液中服用。

经典名方

芒硝汤

——《备急肘后方》

用法：芒硝6克，用纸裹三四层，炭火烧，将烧后的芒硝与50毫升水搅匀服用。

功效：治大小便不通，胀满欲死。

番泻叶

——泻热行滞，通便利水

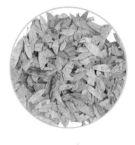

🎭 名家解读

泻热，利肠府，通大便。

——《饮片新参》

性味：性大寒，味甘、苦。

归经：入大肠经。

用量：2~6克，后下或开水泡服。

🍃 功能主治

●番泻叶泻积热、润肠燥，用于热结便秘、积滞腹胀、水肿臌胀等症。

❗ 服用禁忌

体虚者及孕妇忌服番泻叶。

番泻叶苦寒降泄，不宜过量服用。

经典名方

番泻汤

——《现代实用中药》

用法：番泻叶5克，橘皮5克，生大黄、黄连、丁香各3克，用沸水浸2小时，去渣滤过，1日3次分服。

功效：治消化不良、便秘腹胀、胸闷。

火麻仁
——润肠通便，滋养补虚

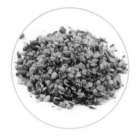

名家解读

取汁煮粥，去五脏风，润肺。治关节不通、发落，通血脉。

——《食疗本草》

性味：性平，味甘。
归经：入脾、胃、大肠经。
用量：10~15克。

功能主治

●火麻仁有润燥滑肠的功效，用于肠燥便秘、风痹、消渴、热淋、痢疾、月经不调、疮癣、丹毒等症。

服用禁忌

肠滑者忌服火麻仁。
火麻仁多服则损血脉、滑精气。

经典名方

麻仁粥
——《肘后备急方》
用法：火麻仁适量，研碎，与杂粮煮为粥，适量服用。
功效：治大便不通。

收涩类中药

收涩类中药味多酸涩，具有敛汗止泻、固精缩尿、止带止血、消喘止咳的功效，主要用于久病体虚、元气不固所引起的自汗、盗汗、久咳、久泻、久痢、脱肛、遗精、早泄、遗尿、尿频、带下日久、失血崩漏等滑脱不禁的病症。

根据药物功效特点，收涩类中药可分为三类。

1 固表止汗药： 本类药物能行肌表、调节卫分，有固表敛汗的功效。常用药有浮小麦、麻黄根。

2 敛肺涩肠药： 本类药物酸涩收敛，主入肺经或大肠经，分别具有敛肺止咳喘和涩肠止泻作用。常用药有乌梅、五味子、五倍子。

中医提示

> 凡属外感邪实者，应禁用或慎用本类药，以免留邪。
>
> 虚极欲脱之证亦非收敛药所能奏效，治当求本。

3 固精缩尿止带药： 本类药物酸涩收敛，主入肾、膀胱经，具有固精、缩尿、止带作用。常用药有金樱子、莲子、芡实、桑螵蛸、山茱萸、覆盆子。

金樱子

——固精缩尿，涩肠止泻

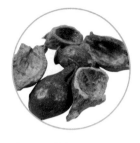

名家解读

治日久下痢，血崩带下，涩精遗泄。

——《滇南本草》

性味：性平，味酸、甘、涩。
归经：入肾、膀胱、大肠经。
用量：6~12 克。

功能主治

●固精缩尿、涩肠止泻，用于男子遗精滑泄、女子带下过多及脾虚久泻，临床上还可以用于治疗子宫脱垂。

●金樱子味酸涩，能敛肺气，可止咳平喘。

服用禁忌

有实火、邪热者，中寒有痼者，泄泻由火热暴注所致者不宜用金樱子。

经典名方

金樱子膏
——《明医指掌》

用法：金樱子500克，剖开去子、毛，捣碎，用水2000毫升，煎成膏。每服 10~20 克。

功效：治梦遗、精关不固。

五味子

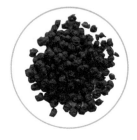

——收敛固涩，补肾宁心

🌀 名家解读

养五脏，除热，生阴中肌。

——《名医别录》

🌀 功能主治

●敛肺止咳，用于肺肾两虚之虚咳、气喘等症。

●涩精止泻，用于遗精、久泻等症。

●生津敛汗，用于阴液不足之口干渴、盗汗等症。

❗ 服用禁忌

凡表邪未解、内有实热、咳嗽初起、麻疹初期者均不宜用五味子。

性味：性温，味酸、甘。

归经：入肺、心、肾经。

用量：5~10克(干)，习称"北五味子"。

经典名方

五味细辛汤
　　——《鸡峰普济方》
用法：白茯苓200克，甘草150克，干姜150克，细辛150克，五味子100克。研为细末，每服6克，加水200毫升，煎至140毫升，去渣，温服，每日3次。

功效：治肺经感寒，咳嗽不已。

鲈鱼五味子汤 / 补心脾,益肝肾

原料 鲈鱼 750 克,五味子 5 克,料酒、盐、葱、姜、猪油、胡椒粉各适量。

做法 ❶将五味子浸泡洗净;将鲈鱼去鳞、鳃、内脏,洗净;葱切段,姜切片。

❷鲈鱼放入油锅中,煎至两面发黄,再放入五味子、料酒、盐、葱、姜,加入适量的清水,煮至鱼肉熟烂,拣去葱、姜,用胡椒粉调味即成。

五味子茶 / 固肾益精

原料 五味子 5 克,冰糖 30 克。

做法 将五味子洗净,用开水略烫,立刻捞出,放在茶杯内,加入冰糖,用开水冲泡。每日 2 次,当茶饮用。

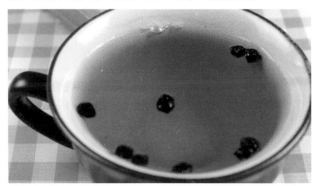

乌梅

——敛肺涩肠，生津安蛔

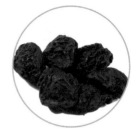

名家解读

敛肺涩肠，治久嗽，泻痢，反胃噎膈，蛔厥吐利，消肿。

——《本草纲目》

性味：性平，味酸、涩。

归经：入肝、脾、肺、大肠经。

用量：6~12克。

功能主治

●敛肺生津，用于肺虚久咳、虚热烦渴、久疟久泻、痢疾便血等症。

●安蛔驱虫，用于蛔厥腹痛、呕吐、钩虫病等。

服用禁忌

感冒发热、咳嗽多痰、胸膈痞闷、菌痢、肠炎初期之人，妇女经期及产前产后忌食乌梅。

经典名方

乌梅丸

——《备急千金要方》

用法：乌梅肉100克，当归75克，桂心50克，黄连100克，吴茱萸100克，干姜100克，蜀椒30克。上为末，炼蜜为丸，如梧桐子大。食后服10丸，每日3次。

功效：消谷，下气，补虚。治久痢，诸药不愈，数十年者。

养生药膳

固表粥 / 滋阴补虚，固表

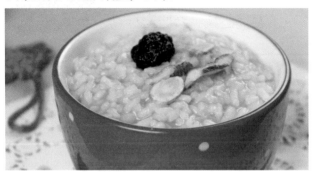

原料 乌梅 10 克，黄芪 20 克，当归 12 克，粳米 100 克，冰糖适量。

做法 ❶将乌梅、黄芪、当归放入砂锅中加水煎开，再用小火慢煎成浓汁。

❷取出药汁后，再加水煎开后取汁。

❸将粳米放药汁中煮成粥，加冰糖，趁热食用。

乌梅不可多吃

食用乌梅后可咀嚼一些核桃肉，能减轻对牙齿的伤害。每次吃乌梅 3 颗左右为宜，多则伤牙。

莲子

——益肾固精，养心安神

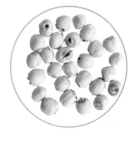

名家解读

主补中、养神、益气力。
　　——《神农本草经》

性味： 性平，味甘、涩。
归经： 入脾、心、肾经。
用量： 6~15克。

功能主治

●止遗涩精、滋养补虚，用于青年人梦多、遗精频繁或滑精者。

●补脾益肾，用于久痢、虚泻，还可止呕、开胃。

服用禁忌

腹胀、便秘者均不宜食用莲子。

经典名方

莲肉散
　　——《奇效良方》

用法：莲肉、益智、龙骨（五色者）各等分，研为细末。每次服用10克，空腹用米汤送下。

功效：治小便白浊、梦遗泄精。

莲子止泻茶 / 补脾止泻，养心安神

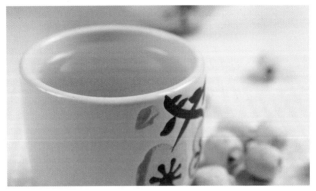

原料 莲子5颗，绿茶3克，冰糖适量。

做法 ①莲子用温水泡2小时，加冰糖炖烂。

②茶叶用沸水冲泡取汁备用。

③将炖好的莲子倒入茶汁拌匀即可。

莲子生用炒用效不同

生莲子肉性平偏凉，长于养心安神，用于虚烦、惊悸、失眠；炒莲子有香气，性平偏温，固涩作用增强，长于健脾止泻、补肾固精，用于脾虚泄泻、肾虚遗精。

浮小麦

——益气敛汗，除热止汗

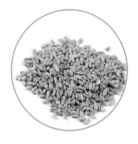

名家解读

浮麦，能敛盗汗，取其散皮腠之热也。

——《本经逢原》

性味：性凉，味甘。
归经：入心经。
用量：15~30克。

功能主治

●浮小麦有益气、除热、止汗的功效，用于自汗、盗汗、骨蒸虚热等。

服用禁忌

无汗而烦躁或虚脱汗出者忌用浮小麦。

经典名方

浮麦散

——《卫生宝鉴》

用法：浮小麦（适量即可）炒焦，为末。每服10克，米汤送下，频服为佳。

功效：治盗汗及虚汗不止。

桑螵蛸

——补益肝肾，涩精缩尿

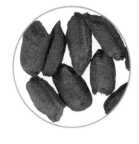

名家解读

治带浊淋漓，耳痛，喉痹，瘰疬，骨鲠。

——《玉楸药解》

性味： 性平，味咸、甘。
归经： 入肝、肾经。
用量： 20~40克。

功能主治

● 缩尿止带，用于各种小便过多、失禁、遗尿。

● 补益肝肾，可用于肝肾不足导致的眩晕、腰酸等症。

● 桑螵蛸除去杂质，文火炒酥研末，外用能排脓解毒。

服用禁忌

阴虚火旺或膀胱有热者慎服桑螵蛸。

经典名方

桑螵蛸丸

——《杨氏家藏方》

用法：附子（炮，去皮、脐）、五味子、龙骨各25克，桑螵蛸7枚（切细、炒），共为细末，醋糊丸如梧桐子大。每服20丸，温酒或盐汤送下。

功效：治下焦虚冷、精滑不固、遗沥不断。

237

芡实

——固肾涩精，补脾止泻

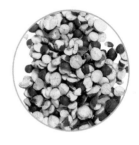

名家解读

补脾固肾，助气涩精。治梦遗滑精，解暑热酒毒，疗带浊泄泻，小便不禁。——《本草从新》

性味：性平，味甘、涩。
归经：入脾、肾经。
用量：9~15克。

功能主治

●固元益肾，用于肾虚精关不固之梦遗滑精、小便失禁等症。

●滋补敛涩，用于脾虚不运、腹泻不止等症。

●健脾祛湿，用于妇女带下。

服用禁忌

芡实性涩滞气，多食难以消化。大便干结或腹胀者忌食。

经典名方

玉锁丹
　　——《杨氏家藏方》

用法：芡实末、莲花蕊末、龙骨（别研）、乌梅肉（焙干取末）各50克，煮山药糊为丸，如鸡头大。每服1粒，空腹温酒或盐汤送下。

功效：固精益肾，治梦遗滑精。

芡实排骨汤 / 健脾益胃

原料 猪排骨 400 克,芡实 50 克,蜜枣 5 枚,百合(干)20 克,盐适量。

做法 ❶排骨洗净剁段,放入滚水中煮 5 分钟,取出,冲洗干净。芡实、百合、蜜枣洗净。

❷把适量清水煲滚,放入排骨、芡实、蜜枣煲 2 小时。

❸将百合加入煲锅中再煲 30 分钟,下盐调味即可。

芡实莲子粥 / 益肾固精,健脾止泻

原料 糯米 80 克,莲子、芡实各 50 克,冰糖 15 克。

做法 ❶将糯米、芡实、莲子洗净,用冷水浸泡 3 小时。

❷将莲子、芡实、糯米放入锅中,加水熬煮成粥,加冰糖调味即可。

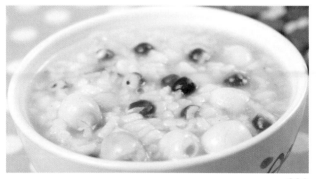

覆盆子

——补肾涩精，缩尿明目

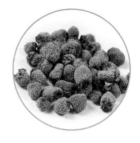

名家解读

补虚续绝，强阴建阳，悦泽肌肤，安和脏腑，温中益力，疗劳损风虚，补肝明目。

——《开宝本草》

功能主治

●覆盆子有补肾涩精、明目乌发之效，用于阳痿早泄、遗精滑精、宫冷不孕、带下清稀、尿频遗溺以及目睛昏暗、须发早白等症。

！服用禁忌

肾虚火旺、小便短赤者，怀孕初期妇女慎服覆盆子。

性味： 性温，味甘、酸。

归经： 入肝、肾、膀胱经。

用量： 6~12克。

经典名方

五子衍宗丸

——《摄生众妙方》

用法：枸杞子、菟丝子各200克（酒蒸，捣饼），五味子（研碎）50克，车前子50克（扬净），覆盆子100克（酒洗，去目）。上药为细末，炼蜜丸，梧桐子大。每服三五十丸，盐汤送下。

功效：填精补髓，疏利肾气。

240

五倍子

——敛肺降火，涩肠止泻

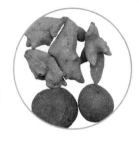

名家解读

煎汤洗眼目，消赤目止疼，专为收敛之剂。
——《本草蒙筌》

性味：性寒，味酸、涩。
归经：入肺、大肠、肾经。
用量：3~6克；外用适量。

功能主治

● 五倍子有降火生津、化痰止咳、止血敛汗、解酒的功效，用于慢性下痢、各种出血、痔疾、脱肛等症。

服用禁忌

嗽由外感者、泻非虚脱者、湿热泻痢者均忌用五倍子。

经典名方

五倍丸

——《本草纲目》

用法：五倍子50克，半生半烧，为末，糊丸梧桐子大。每次30丸，红痢用烧酒服下，白痢用水酒服下，水泻用米汤服下。

功效：治泻痢不止。